精神科リハビリテーション スキルアップのための 11 講

見慣れているやり方を手放すと見えてくるものがある：
るえか式デイケア・リハビリテーション

著

肥田 裕久

星和書店

はじめに

　この本では，精神科リハビリテーションについて，さまざまな観点から見ていきたいと思っています。一口に精神科リハビリテーションといっても，さまざまな考え方があります。その中には，古くなった考え方も，新しい考え方もあります。古くても，今もちゃんと私たちが心に留めておかなければならないものもさまざまにあります。

　精神科リハビリテーションの基本的な考え方や，普段どのように仕事をしていけばよいのか。そして，行き詰まったときにはどう考えればよいのか。そういったことを，一つずつ拾いながら，全体像としての精神科リハビリテーションについて，一緒に考えていきたいと思っています。

　この本の内容は全部で11講義あります。そして，一つの講義の中にはそれぞれ7項目のテーマがあります。したがって，全部で77の視点で見ていくことになります。幾分重なるところもありますが，この本を通して何か新しい考えができるようになっていただけたら幸いです。

　最初に集団とはどういうことなのか。そこから始めたいと思っています。そして，集団の中に私たちあるいは患者さん（メンバー）が入っていくことの意味，その難しさ。入った後に，どういうことができるのか。デイケアでのプログラムのあり方，その際にスタッフが気をつけて欲しいことも書かれています。

　第1講，第2講は理論的な話になります。これまで発表されてきたいろいろな研究や考え方などを中心に見ていきます。第3講，第4講は理論的なところと実践的な話が相半ばします。

　そして，第5講から第8講までは，実践的な視点からの説明が多くな

ります。実際デイケアでやっていることの話，やりながら考えたこと，そういう話がいっぱい出てきます。

第9講はスタッフが知っておいたら少しは役に立つこととして，アイデアや，このように考えたらどうだろうかといったことが述べられています。

第10講は，夢や希望などにフォーカスした話です。

そして，最終第11講では，現在，精神科の診療の中でやっている多機能型精神科診療所を含めて，未来への話をしていきます。

全体としては，もちろん医学の話が多くなりますが，さまざまなテーマが雑駁に入っています。全11講義を通して，新しい考え方をはじめ，こんなふうに考えると少し楽になる，そういうことがわかっていただけたらいいなと思っています。

この本を通しての基本的な態度は，

「読み，よく考え，そしてもっと行動せよ」

本はたくさん読んだほうがいいと思います。そして，それよりもたくさん考えてください。そして，もっとも大切なことは行動してくださいということです。

この本が，日々流されているかもしれない業務の足元を確認できるような本であればと願っています。

目　次

はじめに　iii

第1講
「集まる」ことの意義　〜集団であるメリット〜 ……………………… 1
1. 口腔内細菌　Bio-film　3
2. ヒトはなぜ集まるのか？　5
3. 四つの「P」　7
4. W.R. ビオンの集団構造論　10
5. マックスウェル・ジョーンズの治療共同体　14
6. 牧人権力　〜見えない権力〜　18
7. 集団は堕落しやすい　20

第2講
リハビリテーションの構造
〜視える構造・視えない構造〜 ……………………………………… 25
1. おもてなしの本質　25
2. 100年目の宿題　27
3. R.D. レインの「一杯のお茶」　30
4. シュビング的接近　34
5. 先回り支援の戒め（ミロのヴィーナス）　37
6. 「自閉のすすめ」　41
7. カンブリア大爆発　42

第３講
　現在のリハビリテーションの
　ウソとホントと裏と表 …………………………………………… 47
　　1. リカバリーの定義　47
　　2. 紫のパンジーと黄色いパンジー（Di-Hydro Mono-Oxygen）　50
　　3. バザールケア（雑踏ケア）　53
　　4. Saliency（サリエンシー）　57
　　5. 環世界「Umwelt」～盲導犬の世界～　59
　　6. ムカデのダンス　62
　　7. 自己決定の美辞麗句　64

第４講
　ヒジョーシキ・デイケア　理論編 ……………………………… 73
　　1. シェイクスピア「ヴェニスの商人」と宮澤賢治「コペルニクス」　73
　　2. るえか（rueca）を定義すると　74
　　3. タテ糸とヨコ糸　79
　　4. 「食べること」について　80
　　5. はらっぱ型デイケア vs. 遊園地型デイケア　83
　　6. すべてのプログラムは社会に通ずる
　　　　～オープンエンドのプログラム～　86
　　7. 信頼（confidence）と信用（credit）の違い　90

第５講
　ヒジョーシキ・デイケア　プログラム編 ……………………… 95
　　1. プログラム・ビュッフェ　～選ぶということの意味～　95
　　2. プログラム・ビュッフェで生活保護を脱却　97
　　3. ピア・プレッシャー　～一番大切なのは仲間の視線～　100

4. 自助的グループは，プログラムの要
　　　　〜自助グループが必要なジジョー〜　106
　　5. 処方箋は仲間三人　3×毎食後　〜お助け隊参上〜　108
　　6. ゆらげ専門性　〜自分の専門家は誰？〜　115
　　7. 町中での活動　〜地域の人はみんながスタッフ〜　118

第6講
ジッセン的アプローチ　るえか式心理教育とSST ················· 123
　　1.「受容」と「変化」〜田中先生，だいすき！〜　123
　　2. 道具としてのSST・武器としての心理教育　125
　　3.「るえか式心理教育」を体験しよう！　131
　　4. るえか式心理教育の「限界」　138
　　5. さまざまなセッティング　141
　　6.「いつか」を「今」で対応する　145
　　7. プロデュース大作戦　146

第7講
**ヒジョーシキ・デイケア
　　特に「就労」「恋愛・結婚・出産」について** ····················· 147
　　1.「働く患者」　中井久夫　147
　　2. プライムワークデイケア　151
　　3. iPS才能　163
　　4.「五月雨を　あつめてはやし　最上川」　167
　　5.「私たちおつきあいします」　167
　　6. るえかウエディング　171
　　7.「多分気づいているけれど，できていないこと」もろもろ　177

第8講
プログラムのスッキリ・スキル …………………………………………… 185
1. 常識を疑うって，できる？　185
2. 失敗する権利のホショー　191
3. 「医療資源」としての家族　194
4. 知恵と経験の豊かな水源（ピア）　198
5. 多職種連携のキモと勘どころ　201
6. マトリョーシカ人形　DC in DC　203
7. 水戸黄門　～コンテクストで変容する～　204

第9講
スタッフが知っておいたら少しは役立つこと ………………………… 207
1. ロマンと算盤　207
2. るえかでやっている工夫　209
3. 「食品偽造」のような支援　211
4. フラットな空間　214
5. 偶然を利用する　215
6. 援助職に必要な能力 + being と doing の差　218
7. 病棟の中の芸術家　220

第10講
Hope, Dreams and more……. ………………………………………… 231
1. 希望ってホントウに必要？　231
2. シンデレラストーリー；scene たかはしみく　235
3. Hope-Recovery Cycle　242
4. ストレス－脆弱性－自己対処モデル
　　バリエーションでみてみよう！　245

5. ConstaClub からティモシーへ　247
　　6. DEIMOS 号が行く！　250
　　7. 「できる」が増えると「したい」が多くなる　252

第11講
多機能垂直統合型精神科診療所でのリハビリテーション ……………255
　　1. 「家族」と「家庭」の違い　255
　　2. 「技法以前」　256
　　3. 現場 SST　〜こういうふうにしてみたら？〜　260
　　4. ACT？　アウトリーチ？　不毛な議論かな？　266
　　5. ピアって，コンプレックス産業？　267
　　6. 多機能垂直統合型精神科診療所の強み　270
　　7. 10年後，15年後への宿題　292

あとがき　297
著者略歴　299

第1講
「集まる」ことの意義
～集団であるメリット～

　「集まる」ということばは日常でもよく使われます。でも，「集まる」ことの意義となると，どのように考えればいいのか，定義はなかなか難しいものはありませんか。
　精神疾患の回復において，いろいろなリカバリーの状態や在り方が考えられます。仕事をしたり，カラオケをしたり，遊園地に行ったり，フットサルをしたり，友達と会話をしたり……。
　こんなふうに私たちはリカバリーを支援したいと思っています。でも，リカバリーを支援するためには，知っておかなくてはいけないこともたくさんあります。
　私たちがやっている心理教育と家族教室の全体の構成は図1-1のようになっています。

　日本には日本心理教育・家族教室ネットワークというものがあり，年に1回学術集会を開いています。
　心理教育では，疾病教育と薬剤教育などを学びます。自分の病気がどんなものかということを知る。自分の飲んでいる薬のことを理解する。これらをしっかり学んでもらいます。
　一方で，家族教室も行われています。患者さんの家族は，非常につらい思いをされています。病気になることは，あらかじめわかっているわけではありません。急に事態が訪れるわけです。そうすると，家族は打

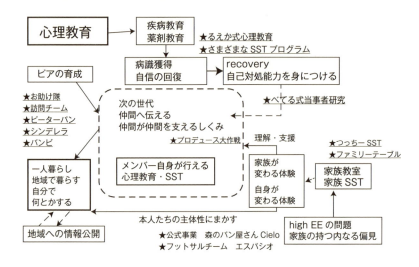

図 1-1　心理教育と家族教室の全体構成

ちひしがれ，だれにも相談できないということがあります。ですから，家族に対しても，家族ががんばっていることをねぎらい，病気などの正確な情報を伝えるということが必要です。

　心理教育と家族教室は入口やアプローチの方法は違っても，同じことをやっています。心理教育でいうと，病気のことを学び，薬のことを学び，自分の病気のことがわかる。そして，自信を回復し，リカバリーへという流れがあります。

　家族教室では，high EE という問題にも対応します。EE とは Expressed Emotion の略で，高い「感情表出」という意味です。家族が適正な感情を当事者に向けられず，しばしば過剰になってしまうことがあります。そうすると，家族関係が悪化し，それが病状の増悪因子となるということになります。それを防ぐために家族教室ができることもたくさんあるわけです。

　ここで考えてみます。患者さんが自分の病気のことを理解し，自分の薬のこともわかって，薬を飲めるようになるとします。それはものすご

く大切なことですが、はたしてそれが心理教育の目的でしょうか？

　心理教育は目的ではなく、手段です。患者さんが冒頭に挙げたいろいろな活動をできるようになり、「**一人で暮らす。地域で暮らす。自分で何とかする**」ということが最終目標です。

　目的と手段はしばしば混同されます。心理教育や家族教室に関して言うと、患者さんの自立のためのお手伝いをどのようにできるか。これが目的になります。

　私たちは心理教育と家族教室を大事にしています。この本を通して考えたいことは、

自分で何とかする力をどう持ってもらうか。

ということになります。

1. 口腔内細菌　Bio-film

　なぜ、私たち人は、集まるのでしょうか。まず口腔内細菌の話をはじめようと思います。

　下の写真左は、台所のシンクの排水溝です。右はその拡大写真です。付着しているのは細菌の固まりです。個ではなくて、集団になったときにどういう働きをするのかということを考えるときに、よい例だと思っ

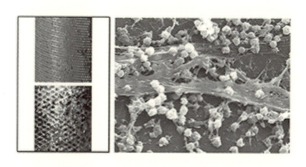

て示しました。

　シンクの例でわかるように，水中の固相表面にはぬるぬるした粘着物がしばしば形成されます。花瓶の内壁や流しなどにみられるこのような粘着物は細菌が作っています。それを，バイオフィルム（bio-film：生物膜）と呼んでいます。

1) バイオフィルム中の微生物は浮遊したものではなく，付着したものであり，
2) これら微生物は単独ではなく複数で共同体を形成している

　なぜ，複数で共同体を形成しているのでしょうか。それは細菌にとって得することがあるからです。細菌同士は，ネバネバした物質で，細菌が接している面同士で細菌をつないでいます。お互いをつないでいる物質は，「細胞外マトリクス」と呼ばれており，水分を除くと主に多糖類，脂質，タンパク質，核酸から構成されています。
　納豆のネバネバも納豆菌が生産した細胞外マトリクスの一種です。
　多細胞生物では，このような細胞外マトリクスが細胞同士を接着させるために必要不可欠なのです。
　バイオフィルムになることで，一個の細菌ではできなかった振る舞いができるようになります。バイオフィルムが熱や薬剤に対して強い抵抗性を示すことは，多数の研究報告がなされています。一つの細菌では破壊されるような熱や薬剤に対して，集団でマトリクスを出すことによって，他からの侵入を防ぐことができるようになるのです。
　試験管の中で人工的に培養した浮遊細菌から得た実験結果や知見では，バイオフィルムには通用しません。例えば，浮遊細菌であれば短時間で死滅してしまうような濃度の塩素水をバイオフィルムに接触させても，塩素濃度はバイオフィルム表面近くから急激に減少し，深部では塩素の殺菌効果がほとんど期待できないことが明らかになっています。

口腔内のデンタルプラーク（歯垢）はバイオフィルムの典型例だといわれています。

口腔内常在菌・う蝕原生細菌が歯の表面に形成するバイオフィルムと歯周病原性細菌などが歯周ポケット内に形成するバイオフィルムは複数の微生物とそれらの産物で構成されていて，相互に影響を及ぼしあい，栄養源を融通しあったり，薬剤に対して抵抗性を示すなど共同体として小宇宙（ミクロコスモス）を形成しています。

一番原初な細胞においても，集団で集まることによって，自分たちの存在を守っているのです。もっと複雑な社会生活をする私たちの場合に当てはめると，どういうことになるでしょうか。

細菌が集合体を形成します。しかし，ここで全体の行動を統制するためには，お互いに情報を交換する必要が出てきます。

例えば，ヒトはお互いに声をかけて集団を統制します。実は**細菌もお互いに会話をしている**ことがわかってきました。ここのところはよく言われる免疫応答のシステムやサイトカインと同じだと思います。ただし，細菌はヒトのように声を出すことができません。その代わりに細菌間情報伝達に関与する化学物質を使って周囲の細菌に自分の存在を知らせているのです。

このシグナル化合物を受け取った細菌は，**周囲に仲間がいることを感知して，一つの細胞や一匹でいたときとは異なる挙動をとる**ようになります。

これが集まることのメリットの原初の形です。

2．ヒトはなぜ集まるのか？

それでは，これをヒトの話に移していこうと思います。

私たちが集団を作るときには目的があります。その目的によって，集団のタイプは三つに分かれます（図1-2）。

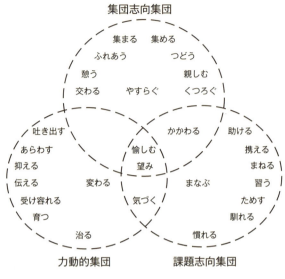

図1-2 集団の3つのタイプ

　「集団志向集団」「力動的集団」「課題志向集団」と難しいことばが書かれていますが，人は何か集まるときには，それなりの意味や意義があって集まっています。
　例えば，集団志向集団の場合は，集まることで，触れあえるとか，憩いがあるとか，やすらいでいくという目的があります。
　課題志向集団は，学んだり，ある人の真似をしたり，習ったり，馴れる，慣れるということがあります。
　力動的集団というのは，集団の中で自分たちのことを伝える，自己表現する，自分の抱えるきついところを吐き出すという目的があって集まります。
　どんな集団を志向していても，その共通項は，自分の望みをかなえ，愉しむことです。
　精神科医療に関わる皆さんは，統合失調症の患者さんと一緒に生活をしたりすることがとても多いと思います。精神科デイケアやリハビリ

テーションに通う以前，孤独で，自分の病気にただただ打ちひしがれていたときに，患者さんは愉しむことはできていたでしょうか。私たちは，基本的に健康に働いていますので，そういったことを失わずに生活できていますが，患者さんとしてはどうだったのでしょうか。楽しむではなく"愉しむ"にしましたが，いろいろな意味で精神的な面も含めて愉しむこと。それができているかどうか考えてみてください。

私たちは何かの目的をもって集い，最終的には愉しむということをしています。しばしば一人になりたいという言い方もしますが，それは一人にならなくてすむ環境があるからではないでしょうか。

3. 四つの「P」

人が集まるという集団を考えたときに，医療機関では，精神科デイケアがまずあげられます。

デイケアにはいろいろな側面があります。私はよく「3ps」と言っています。

> place oriented DC (day-care)
> person oriented DC
> program oriented DC

最初のpはplaceの意味です。これは場所という意味なので，居場所としてのデイケアを示します。そこに行くと，「安心できる」「朝になったらそこに行く」など，いろいろな理由がありますが，居場所としてのデイケアです。まず，行ける場所があるということです。

2番目はperson，人です。スタッフでもいいし，同じデイケアのメンバーでもかまわないのですが，そこに行くと，この人に会えるという，いわゆる人物志向のデイケアです。スタッフに会いに来て，相談に

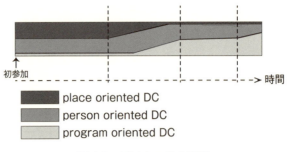

図1-3 デイケアの3形態

乗ってもらうとか，メンバーに会いに来て，少し懐かしい気持ちを愉しむとか。いろいろな側面があると思います。

それから，もっと進んでいくと，3番目のp，programのpです。プログラムが面白いから，デイケアに行こうということもあると思います。例えば，食事のプログラムがあった場合に，ただの食事ではなく，そこで人と会うとか，楽しい話をするとか，そういう集団に加わっていくことで，食事会も別の意味を持ってきます。

図1-3は患者さんのデイケアの流れです。左端から精神科デイケアが始まります。

最初は当然のことながら，場所と人を目的とした参加が多くなります。居場所としてのデイケアや，顔見知りのスタッフがいるから，そのスタッフに会いに行くデイケア。そこでは，言われたことを，まずこなすという段階から始まります。ですから，プログラムの重みはあまりないかもしれません。しかし，デイケアを続けていくと，少し変わっていきます。だんだん居場所としての機能が少なくなり，スタッフ，メンバーを含めて，personのところと，自分にとってよいプログラムがあるというprogramの部分が増えてきます。

例えば，リワークのデイケアというのは，場所が重要視されるところではなく，人とプログラムが中心になります。ですから，リワークの場合は，真ん中の縦線あたりから始まるのかもしれません。

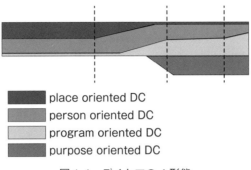

図 1-4　デイケアの 4 形態

　全体の流れとしては，まず場所，人。そして，プログラムの価値みたいなものがわかってくるというように進んできます。ですから，もし対象の方がいる場合には，メンバーがどの段階にいるのかということを考えていただけると良いと思います。

　今のは三つでしたが，今後は四つで考えてみます。4ps です。増えたのは，purpose oriented DC です。目的ということです。

　最初は何もわからず参加しますが，集団に入っていくうちに，自分の目的というものがはっきりしてきます。そうすると，だんだん目的が増えてきて，最終的には図 1-4 のようになります。

　この目的ということを考えるときに，デイケアでは「あなたのやりたいことは何ですか？」「夢や希望はありますか？」と，私たちは聞きます。でも，最初の段階では，多くの患者さん，メンバーは，「そんなことはわかりません」と答えます。わかるわけはないのです。最初の段階でそんなことを聞いてもわかりません。

　わかるためには，プログラムがどういう意味を持つのか。人と相談することがどういう意味を持つのか。そういうことがわかってくるということが前提条件になります。最初の段階ではその人のニーズが把握できていないのです。この構造をまず頭に置いてもらって，その人がどの段階にいるかということを考えないと，次の一歩は出ません。

デイケアにおけるこの四つのpは覚えておいていただければと思います。

一つは，場所としてのデイケア。とても大切です。二つめは，人に対して。依存関係と似ているところかもしれませんが，だれかに対して信頼を寄せられるようなデイケア。三つめは，自分のやりたいプログラムがあるデイケア。そして，四つめは，本来の自分の目的を探せるデイケア。この四つを持っているデイケアというのは，ものすごく強いと思います。

4．W.R. ビオンの集団構造論

集団療法はいつから起こったのでしょうか。それは今から100年以上前になります。プラット（Pratt, J.H., 1872-1956）という内科の医師が，1905年ボストンで試みた，重症結核患者さんへの集団指導の場に見られた偶発的な患者さん同士の相互作用が，療法としての集団の利用の始まりとされています。

この頃の結核には，有効な薬はありませんでした。抗結核薬が開発される以前で，かかったら不治の病と言われていました。治療法もありません。結核にかかるのは若い人が多いですから，そうすると自分たちの将来に対して悲観的になり，自暴自棄的になりがちです。

そんな患者さんたちを集団指導しているときに，偶然に患者さん同士がいろいろなことを話し合うようになりました。これが，患者さんの集団精神療法の最初とされています。

患者さんたちが定期的に集まって語り合うことで「結核患者特有の孤立無援感やうつ状態」が改善していったと言われています。

インド出身のイギリスの精神分析家ビオン（Bion, W.R., 1897-1979）は，軍医として兵士の戦闘に対する態度を観察し，そこで，グループ（集団）には基本となる数種類の体制があることを発見しました。

表1-1　集団の基本構造

1. 作動集団（work group）
   集団が課題を達成しようと協力して機能しているグループ

2. 基底的想定集団（basic assumption group）
   行動が何らかのファンタジーに基づいているグループ
   「～のつもり」などの憶測や空気などによって支配され，集団は課題を遂行できず多くの葛藤を伴う。

　彼が考えたグループ（集団）の基本構造というのは，今のデイケアを考えるときにヒントになります（表1-1）。

　集団は大きく，「作動集団（work group）」と，「基底的想定集団（basic assumption group）」の二つに分けられます。

　ちょっと難しいことばですが，「作動集団」とは，集団が課題を達成しようと協力して機能しているグループです。生産性が高く，目的を持っていますので一枚岩で，バリバリやっている感じがします。傍から見ると，すごく動いているようなグループです。もちろん，目的のためにはこうした作動集団であったほうがいいわけです。しかし，集団は必ずどこかで変質していきます。先ほどのバイオフィルムというのも，すごくガチガチかもしれませんが，ちょっとした酸があれば崩れていくことだってあります。

　もうひとつの「基底的想定集団」は，行動が何らかのファンタジーに基づいているグループです。何らかのファンタジーというのはよくわからないと思いますが，「～のつもり」などの憶測や場の空気などによって支配され，集団は課題を遂行できません。集団は多くの葛藤を伴います。集団としてなかなか機能しないグループです。

　グループの運営に関わっている方はわかると思いますが，グループがとってもいいときと，うまくいっていないときを実感します。うまくいっていないときは，そこのスタッフもつらければ，メンバーもつらい。スタッフはすごく迷ってしまうし，そのもとにいるメンバーはもっ

表1-2　基底的想定集団の3つのタイプ

a) 依存集団（dependency group）
万能的な，完全に依存できる優秀なリーダーがすべての欲望，欲求を満たしてくれると考える集団。集団は欲求不満に陥った際に容易に依存を攻撃に転嫁させる。

b) つがい集団（paring group）
グループの課題が何であれ，カップルの間に生まれる新しい何かによってすべてが解決されると空想する集団。現在の不安や課題から無意識的に回避し，躁的に防衛しようとする集団。救世主願望。最終的に救世主は現れないため，無力感に襲われることになる。

c) 逃走逃避集団（fight-flight group）
基底的想定は被害的，妄想的な様相を呈する。各メンバーが疑心暗鬼となり，責任を他人に転嫁し攻撃を開始する。
中傷が横行し，集団は分裂する。課題は決して達成されない。

と迷うということになります。

　さらに，基底的想定集団は，「依存集団（dependency group）」「つがい集団（paring group）」「逃走逃避集団（fight-flight group）」の三つのタイプに分けられます（表1-2）。

　「依存集団」は，集団の中に優秀なリーダーがポンと現れ，万能的な，完全に依存できる優秀なリーダーがすべての欲望，欲求を満たしてくれると考える集団です。でも，集団は欲求不満に陥った際に容易に依存を攻撃に転嫁させます。争いとか，諍いが絶えないグループです。

　それから，「つがい集団」は，グループの課題が何であれ，カップルの間に生まれる新しい何かによってすべてが解決されると空想する集団です。現在の不安や課題から無意識的に回避し，躁的に防衛しようとします。見かけはすごく元気ですが，ベースには不平，不満があって，それを解消するというときには，何か新しいことがあってすべて解決されると空想しています。救世主願望があり，最終的に救世主は現れないため，無力感に襲われることになります。

「逃走逃避集団」は，基底的想定は被害的，妄想的な様相を呈します。だれそれが自分の悪口を言っている，だれそれが自分のことを排除していると言って，各メンバーが疑心暗鬼となり，責任を他人に転嫁し攻撃を開始します。中傷が横行し，集団は分裂します。課題は決して達成されません。

このようにいろいろなグループがあります。依存集団になってしまえば，その集団が続くというわけではありません。これらがいくつか入れ代わり立ち代わりしながら，あるいは複数同時に起こっていくこともあります。

私たちはデイケアの集団を見ているつもりですが，私たちもそのデイケアのメンバーの一人です。デイケアがあり，それを上からモニターして見ているのではなくて，このデイケアという集団の中に私たちもいるのです。私たちが集団の中にいるメンバーの一人だという自覚がないと，このようなことには気づけません。

私たちが集団でいるときには，少し引いて考える，引いて見るということをしなくてはいけません。ところが実際には，自分の考え方や自分の思っていることを自分でモニターすることは難しいわけです。

ですから，必ず行われているのが，カンファレンスであり，ミーティングです。カンファレンスやミーティングというのは，その人の支援や，その人の考え方なども一度露わにして，わかってもらう場なのです。

私たちデイケアのスタッフも，デイケアの中のメンバーの一人だという認識を持ったほうがいいと思います。それをなくしてしまうと，スタッフは小さな権力者として，権力を持ってしまいます。そして，その権力を持っていることをしばしば気づかない。そういう構造になってしまいます。

5. マックスウェル・ジョーンズの治療共同体

　共同体の話をします。

　反精神医学ということばがあります。1960年代の半ばに出て来たもので，精神科の病気というのはない，精神科の病気というのは社会が不都合なことを排除するために作った構造だという言い方をしました。その急先鋒の二人がR.D.レイン（Laing, R.D., 1927-1989）とD.クーパー（Cooper, D., 1931-1986）です。

　薬はなるべく使わない。患者さんという言い方もしない。彼らは病院ではなく，そういう人たちが集う場所でこそ回復すると言いました。

　そこだけを注目すると少し過激かもしれませんが，無駄な薬を使うことはないということ，病院よりも共同体の良さということは今では随分と理解されるようになりました。二人はそれを1960年代に推し進めました。

　レインとクーパーは1965年4月に，反精神医学思想の理想的な治療関係を再現するため，宿泊施設であるキングスレイ・ホールをロンドンに開設しました。キングスレイ・ホールでは反精神医学運動の象徴で「現代社会の疎外・抑圧」と称された診断，薬物，権威のすべてが排除されました。

　彼ら（患者さん）は犠牲者であり，彼らを助けるためには診断という一方的なものになってはいけない。薬はいらない。医師の権威も排除し，医師と患者さんのヒエラルキーの区別も相対化されました。

　その結果，キングスレイ・ホールは医療機関ではなくて，ハウスホールド（共同生活施設），まさに家に近い様相を帯びてきました。ここで出てきた考え方の芽が，今のグループホームにつながっているのかもしれません。グループホームの中には世話人がいますが，基本的にはヒエラルキーはないというのが前提になっています。反精神医学そのものが良いかどうかわかりませんが，そのときに考えられた概念やコンセプト

は形を変えながら今に残っていると思います。

　そのほかに，薬物療法に依存しないコミュニティケアの試みはいろいろありました。先の「キングスレイ・ホール」やクーパーの「ヴィラ21」もそのひとつでしょう。

　近年では，L. チオムピ（Ciompi, L.）らによって創始されたゾテリア・ベルンの試みがあります。ゾテリアはソテリアとも言われますが，治療・回復を意味します。各国でソテリア・プロジェクトが継承されています。ソテリアというのは，40年前にアメリカ・サンフランシスコで始められました。精神障がい者への地域医療のプロジェクトです。創始者のL.R. モシャー（Mosher, L.R., 1933-2004）は，

- 小さい家庭的な環境の中で支援する
- 支援を行う者は寛容な態度で接する
- 1日24時間，利用者個人に対応する

といった生活上の工夫によって，当時は特に副作用の問題が大きかった抗精神病薬をまったく使用しないか，わずかの使用で統合失調症からの回復を目指しました。

　小さい家庭的な環境の中で支援するという概念は，今のグループホームにつながります。支援を行う者は寛容な態度で接するというのは，少なくとも一方的な権威の押し付けをしないということです。このところは，昨今のSDM（shared decision making）の考えにつながるのかもしれません。

　1日24時間，利用者個人に対応するというのは，ACT（包括型地域生活支援プログラム）と似ているところがあるかもしれません。

　ソテリアハウスと呼ばれる障がい者グループホームの中で，スタッフは権威的・威圧的なふるまいをせず，障がい者の回復に応じた助言や，時に緊急の介入を心がけました。このような関わりによって，薬の使用

量や医療費を抑えることができ，感情の安定や社会性の向上，家族との関係を助けることに成功しています。

　プロジェクト自体はすごく良かったのですが，1980年代の半ばに終了しました。しかし，その支援の方法は，北米，ヨーロッパ，オーストリアなど，保健福祉の制度の異なる国にも受け継がれています。日本では支援の方法そのものというよりは，支援の概念が受け継がれていると思います。

　石原孝二の『当事者研究の研究』（医学書院，2013）という本があります。そこでは，当事者研究を含めやっていることを，反精神医学の"反"ではなく，半精神医学（quasi-psychiatry）と呼んでいます。半分医療で半分支援というように混じりあっているということです。1960年代は反精神医学でしたが，私も2010年代は，石原の半精神医学がいいかなと思っています。"半"という字はすごく大切だと思っています。

　マックスウェル・ジョーンズ（Jones, M., 1907-1990）が1960年後半にクイーンズホールに赴任したときの体験談を書いています。『治療共同体を超えて－社会精神医学の臨床－』（岩崎学術出版社，1976）という本がそれです。この中には，いまだに考えられる有名な概念が残っています。

　以下の三つの概念は集団を考えるときにはぜひ肝に銘じていただきたいところです。

1) 上から下へのコミュニケーションの有害性
　　開かれた双方向性コミュニケーション
2) 1人のリーダーに依存しない
　　多くの人々が，リーダーとして参加
　　全員一致の意思決定システム
3) 成熟は痛みを伴うコンフロンテーション
　　変革を志向する治療文化こそが重要

1の上から下へのコミュニケーションの弊害というのは，簡単に言うと，権威を持っている人が持っていない人，治療者が患者さんに向かって一方的にコミュニケーションを取ることの弊害です。これは気をつけていますが，私たちはいまだにやってしまっているかもしれません。患者さんのほうからも何でも言える，言っても批判されない，一方的ではない，双方向のコミュニケーションがあることが大切だということです。

　2は，言うのは簡単ですが，実際にやるのは難しいかもしれません。それから，私が一番大切だと思うのは3です。人が成長するということは，嫌なことも含めていろいろなことに直面化しなくてはいけないということです。何か新しく変えようとか，変わっていこうということを希望している，志向している治療文化こそが大切です。変わることを恐れているような治療の共同体はどうかなということになります。

　私たちは変わらないことに対して，すごく安心感を持ってしまいます。逆に言うと，変わることに恐怖感を持っているのです。それに対して治療共同体を考える場合には，そういうところを克服しなくてはいけないということが書いてあります。若干古いと思われるところもありますが，概念として，変革を志向する治療文化こそ重要なのです。

　2012年に横須賀で，日本精神障害者リハビリテーション大会がありました。そこでシンポジウムがあり，患者さんのご家族が手を上げました。「患者のリカバリーにとって一番大切なことは何ですか？」と質問したのです。司会者かシンポジウムの人が言った質問の答えは「悲観的な考え方を持っている支援者と出会わないことだ」というものでした。その場にいた支援者が凍りついたシーンでした。悲観的な考え方をなくしていくことは必要だと思います。

　ブリスキンの話によると，ジョーンズも初めてキングスレイ・ホールで患者さんたちと同じテーブルで一緒に夕食をとったとき，ブルブルと震えて何も食べることができなかったと言います。

ジョーンズの「治療共同体」は,いわゆる「治療」共同体であって,治療者と患者さんとの間のヒエラルキーをできるだけ縮小しようとしたものの,この時代では「治療者」と「患者」という枠組みは取り払えなかったということもいわれています。

ジョーンズの限界については,小澤勲が「あたりまえの生活への闘い－『治療共同体』批判」(思想の科学,1977年2月号)にて明確に指摘しています。ですが,ジョーンズの偉大さは損なわれるものではないと思います。

6. 牧人権力　～見えない権力～

私たちみんなが持っている権力についてです。少なくとも支援者は,このことについて敏感になるべきです。

ミッシェル・フーコー(Foucault, M., 1926-1984)というフランスの哲学者がいます。この人は精神科の医療のことなどもいろいろ書いており,その中に「牧人権力」ということばがあります。

この絵は何かわかりますか？

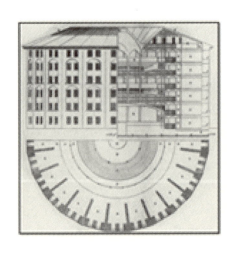

1791年に，全展望監視システムというものを取り入れた刑務所の構造です。周りは独房になっていて，真ん中に中央監視室があり，守衛が見張っています。

これだけの囚人を監視するのは難しいと思いませんか。それでどうしたか？

囚人からは中央監視室は見えますが，なかにだれがいるかはわからないようにしました。いるかもしれないけど，いないかもしれない。囚人たちは自分の行動がいつ見られているかわからなくなります。そうすると，いつ見られてもいいように，囚人は自分で自分の生活を律しなくてはならないということになります。たまたま見られているときに，何か規則違反をしていたら，罰が加わるからです。そうすると，中央監視室に人がいてもいなくてもいいということになります。人がいなくても，囚人は自分で自分の行動を律しますので，結果的に能率よく囚人を監視できる。そういうシステムなのです。

これは，J. ベンサム（Bentham, J., 1748-1832）が考えたもので，パノプティコン（Panopticon）と言われるシステムです。

ここには見えない権力があって，囚人たちはそこから自分の身を守ることが要求されます。これをデイケアの構造で考えてみます。

デイケアの中に，患者さんがいます。患者さんは何か間違ったことをすると，医療スタッフに文句を言われるのではないかと思う。そういう文化があると，メンバーの行動は委縮します。すなわち，デイケアの中で権力を持っているようなスタッフがいる場合には，当然メンバーたちは自分たちで自分たちの行動を律することになります。そういうデイケアは自由なデイケアと呼べなくなります。そういうことになります。

牧人権力ということばがあります。牧人というのは羊飼いのことです。羊飼いというと，すごく温厚で優しいイメージがあります。例えば，暴力や権力を考えたときに，昔の王様や権力者は，囚人に対して，残酷な刑罰を行うことがあります。でも，そのときの王様，権力者とい

うのは，自分がどれだけ残酷なことをしているかということをちゃんとわかっています。それで，効果的に刑罰を見せていました。昔の江戸でいうところの市中引き回しのうえ磔獄門（はりつけ）というのもそういうことです。

一方，牧人，羊飼いというのは自分が権力を持っていることを知りません。にもかかわらず，権力を使っているというところが問題なのです。医療スタッフがこれにあたりませんか。医療スタッフは「あなたのためだから」と言って権力を行使します。

例えば「転倒骨折を防ぐため」にベッドに抑制する病院，「健康のため」に酒やタバコなど本人の長年の生活習慣を禁止する施設などは，牧人権力の象徴ともいえます。「あなたのためだから」と言って無理やり薬を飲ませる。「あなたのためだから」と言って無理やり入院をさせる。もちろん，その中には妥当なものもいっぱいあります。むしろ，そうしないと命を守れないこともあります。全部を否定するわけではありませんが，スタッフは，実は自分が権力者だということを忘れてはいけません。

昔の王様は，自分がやっていることの残酷さがわかっていたので，自身の抑制は利くのです。でも，私たち医療スタッフは，「あなたのためだから」「こうすることがいいことだから」と，何の考えもなくやっていませんか。これが牧人権力です。

デイケアの中ではいくつかの権力構造があります。スタッフに嫌われてはいけないと思わせる権力の構造があります。また，スタッフ自身が「あなたのためだから」と言いながら，小さい権力を毎日行使しているということもあります。

7．集団は堕落しやすい

統合失調症の予後の悪いケースに共通してみられる要素がいくつかあります。

> 1. 男性
> 2. 早期発症
> 3. ベースに発達障がいがある場合
> 4. 孤立　友人を求めない心性
> 5. 社会経験に乏しい

　例外はありますが，こういうものがある場合，統合失調症の予後は悪いと言われています。

　正統的周辺参加（legitimate peripheral participation）ということばがあります。例えば，コックさん見習い，研修医，落語家の卵，大相撲の新弟子。この人たちはすぐには使いものになりません。でも，この人たちは，こういうことを経ないと，いわゆる中枢に行けないわけです。コックさんもいきなりシェフにはなれません。見習い期間があります。医師もそうです。研修医も必ず2年間以上やらなければなりません。それらを「正統的周辺参加」という言い方をします。確かにこの人たちが最初に参加するのは周辺からであり，中枢ではありません。しかし，やがて中枢に行くためには経なくてはいけない正統的な参加状態のことを言います。

　統合失調症の患者さんで考えてみます。デイケアに入っていろいろなリハビリテーションをすることが，社会参加の一つの道筋と考えた場合です。そのときのデイケアの参加の状況というのは，メンバーといえるほどの参加ではなく，ただそこにいるだけかもしれません。先ほどのことばで言えば，まだ place oriented DC かもしれません。それが person になったり，program になったりしていくという過程の中で，周辺参加が増えていき，やがて正統的参加に変わっていく。そのような中で，デイケアって，集団って何だろうかという話をして，第1講を閉じたいと思います。

内海健の『精神科臨床とは何か－日々新たなる経験のために』（星和書店，2005）という本があります。

その本の一節に次のような文章があります。この後も何回か引用する予定です。

> 他方，「わかる」の過剰もみられます。昨今，集団療法とか，治療教育とか，ノーマライゼーションを目指した治療が盛んに行われています。ただ場合によっては患者を子供扱いした，なれなれしい治療空間が作られることがあります。さらにそこには心理的了解の過剰がしばしば付け加わります。距離が近いのです。患者には脅威であり，見透かされたり，コントロールされる不安を惹起します。

私たちは何かしらの集団を作らなければなりません。人が集団を作るのにはいろいろな理由があります。

一方で，デイケアにもいろいろな目的があります。それは時間とともに，多層的に変わっていきます。そして，患者さんが入っていくデイケアの中には，いくつかの権力構造があります。

やっと入れた患者さんに対して，私たちはよくわかるよ，そうだねというふうに，安易にわかってしまうということがあります。そうすると，なれなれしくなってしまいます。「距離が近い」というのはそのことです。

私たちの法人の宙麦会（そらむぎ）の話をすると，私たちのデイケア「るえか」は，患者さんとの距離がとても近い構造です。私たちが考えないといけないことは，きちんとアセスメントしながら集団を扱わないといけないということです。当たり前ですが再度強調をしておきたいと思います。

Power tends to corrupt, and absolute power corrupts absolutely.
権力は腐敗する，絶対的権力は絶対的に腐敗する。

イギリスの歴史家，思想家，政治家であるアクトン（Dalberg-Acton, J.E.E., 1834-1902）の有名な箴言です。

これをデイケアで言うと，私たちが持っているデイケアにおける大きな権力，小さな権力というのは，集団の中で腐敗していきます。マックスウェル・ジョーンズが一人のリーダーに依存しないと言ったように，医師をはじめとしてスタッフだけが持っている絶対的権力というのは腐敗します。そうすると，集団ということと，その中に生まれる権力ということに敏感でなければいけないということになります。

第1講 summary

「生物」は集まるという特性を持っています。また，「集団」も生き物として振る舞います。そして，集団そのものが持つ権力についても考えてみました。

患者さんとの距離の近さの弊害，取り込まれる恐怖など，私たちが気に留めておくことにも言及しました。

私たちも集団に取り込まれています。そして，一番大切なことはメンバーだけが集団ではないということです。スタッフもメンバーもまたその集団の中の一員であるという自覚を忘れてはいけません。

第2講
リハビリテーションの構造
～視える構造・視えない構造～

1．おもてなしの本質

　おもてなしとは何でしょうか？
　ネットでおもてなしの本を検索すると，『ディズニー　おもてなしの神様が教えてくれたこと』『ディズニーの「おもてなし」プラチナルール』『ディズニーのホスピタリティ』といった多くの本が検索結果としてヒットします。このような本がたくさん出るということは，みんな"おもてなし"ということがよくわかっていないのかもしれません。
　デイケアという集団の中で，第1講で権力ということを考えました。二つめにおもてなしのことを考えていきます。
　「接客」と「接遇」の違いはわかりますか？
　接客は私たちで言えば患者さんに接すること。接遇は「接」も「遇」もともにお客さんに会うことを意味します。ですから，接遇は「おもてなし＋おもてなし」みたいな感じです。接遇はとても大切ですが，でもよくわからない。マニュアル的には，お辞儀の角度を何度にするということは入っていますが，その本質は何かということはわからないところがあります。
　当然のことながら，医療機関の接遇と，デパートや飲食店の接遇は違うと思います。ただ，本質のところで，もてなすということは同じかもしれません。

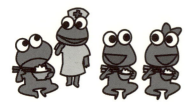

「おいしい？」　「おいしいね！」

もう一つよく使うことばに，「対話」と「会話」があります。対話というのは，意見を刷り合わせて，最終的に一つのコンセンサスを得ることです。もちろん，時間切れで一致をみなかったということがあってもいいのですが，目指すところは違う意見をすり合わせていって一つのものにするのが対話です。会話というのは結論も落ちもないかもしれませんし，時間が来たら「またね」でもかまわない。結論や意見の一致をみなくてもいい。このような違いがあります。

　私は左上のイラストで表現した「おいしい？」と「おいしいね！」の違いも，大事だと思っています。「おいしい？」というのは，一方的に尋ねているだけのことばです。「おいしいね！」というのは，一緒に食べている共有の感覚です。

　良い介護施設の見つけ方の記事だったと思うのですが，「おいしい？」と聞くのではなく，「おいしいね！」と職員が問いかける施設のほうが良いと聞きました。「おいしい？」と聞いているのは，一方通行です。「おいしいね！」は双方向です。この「おいしいね！」と言えるような共有の感覚を持てるデイケアや事業所ってどういうところでしょうか。

　リハビリテーションに関して，イタリアの笑い話を紹介したいと思います。
　ある暗い夜，酔っ払いが鍵を落として街灯の下を探していました。「ここで落としたのか？」と誰かに尋ねられました。酔っ払いは答えました。「落としたのは向こうの暗いほうなんだが，明るいのでこっちを探しているんだ」。
　こういうイタリアの寓話です。

これはちょっと意地悪な話かもしれません。鍵は見つかるでしょうか。絶対に見つからないのです。でも，この人は探している気になっています。見当はずれのことをしているのですが，探しているつもりになっています。

　精神科リハビリテーションの現状はこれと同じです。私たちは今までいろいろな人の言ったことを日々繰り返してやっています。でも，そこにオリジナリティはあるのか。新しいことはあるのか。挑戦をしているのか。そう考えると，実はないのかもしれません。それは明るいほうばかり探しているからです。

　これを変えるためには，おもてなしや「対話」と「会話」の違いや，「おいしい？」と「おいしいね！」の違いといったことにも敏感でないといけないわけです。それがベースにないと，いつまでも経っても暗いほうを探そうということにならないかもしれません。

2. 100年目の宿題

　私は，昔の患者さんが病院で作った歌集をいくつか持っています。いくつか紹介します。

> 訴うるわれに
> ゆっくりしなされ
> と精神科医は口寒く答う
> 　　　「長期療養精神障がい者の歌」

　すごく嫌な感じをうけませんか？　「退院したい」といっている患者さんに，あなたは一生ここにいていいからゆっくりしなさいよと言っているということです。長期療養精神障がい者の詠み人知らずの句ですが，これを見たときに本当にさびしい思いをしました。でも，もしかし

たら，私も言っているかもしれません。本人が就職したいと思っている，気持ちが高まっている。そんなときに「いやいや無理しなくていいから」と言う。まさに，他の文脈でも成り立つ歌です。

故郷より
帰院したりし
我が友が
ふるさとは此処だ　と
言ひて口つぐむ
　　　　武蔵野療養所　葦かび（1970 年）

多分年末年始に故郷に帰り，また病院に戻ってきたのでしょう。長期入院をしていて，一時帰宅したのだけど，家に居場所がなくて，病院に住みましょうということだと思います。

ふるさとを
脳院にせむ心すら
湧きいて
今日の吾が病いながし
　　　　武蔵野療養所　葦かび（1970 年）

脳院ということばもすごく時代的ですが，この病院が自分のふるさとだと思う気持ちが湧いてきて，そういうことを考えている私も随分長く病気を患っているという詠嘆です。
　この三首を読んだときに，私たちは何てことをしてきたんだろうということを考えさせられました。1970 年というと随分前なので，今と状況も違うかもしれませんが，こういう悲劇をこれからつくらないということが大事です。

もちろん，この人たちはやはりこの時代においてのリハビリテーションを受けたと思います。それこそ作業療法とか院内作業という形だったかもしれません。でも，この人たちが行っていた院内作業というのは，先ほどのイタリアの寓話で言うと，明るいところを探すだけで，暗いところを探す本当のチャレンジングな支援ではなかったかもしれません。
　ある書籍の中に，次のような一節があります。

- 統合失調症患者は普段慣れ親しんでいる環境の中で治療するのが望ましい
- ただ単に統合失調症というだけで入院させるべきではない。明確な入院適応がある場合に限る
- 退院が早期になればなるほど予後がよい
- すべての患者にいつ何時でも仕事を提供できる体制をととのえるべきである
- 十分な娯楽の機会を提供できるよう配慮

　これからの精神科のリハビリテーションの姿がここにあると思われるかもしれません。
　これはスキゾフレニア（統合失調症），つまり，以前の病名「精神分裂病」という名前を付けたオイゲン・ブロイラー（Bleuler, E., 1857-1939）が1991年に出した『早発性痴呆または精神分裂病群』という本の中にあります。しかし今でもテーマとなるものが多くあります。
　これを「100年前の宿題」と呼んでいます。今の時代の私たちに問うているのです。もちろん，100年前には今日的な意味での薬はありませんでした。それから，インシュリンショック療法をはじめ，唾棄すべきですがロボトミーなど，いろいろ治療法も出てきました。1960年代以降の第一世代抗精神病薬の開発，使用などはあったのですが，しかし結果的に100年前の宿題を今でも解いているのです。これが私たちの現状

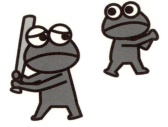

ホームランのサインばっかり、出すなよな

です。

100年前というと，日本では日本橋ができた頃です。当時と今を比べると，科学のテクノロジーは長足の進歩を遂げましたが，私たちの中に持っている患者さんの疾病観や理解像というのはそんなには変わっていないかもしれません。

左上のイラストに「ホームランのサインばかり，出すなよな」と書いてありますが，こんなことばかりしたら，プレッシャーでバッターは打てません。

無理難題を言っていませんか。

「パンがなければ，ブリオッシュを食べさせなさい」。

ブリオッシュというのはお菓子のことですが，これはフランス革命のときにマリー・アントワネットが言ったとされていることばです。大衆が食べるパンがなくて，飢えて大変なときに，言ったとされることばです。これで怒りを買ったと言われています。

100年前の宿題をいきなり解きなさいということは，こんなふうにホームランのサインばかり出されて空振りをしたり，ブリオッシュのような無理なことを言われているのと同じかもしれません。それでも私たちは暗いところを探さなくてはいけないのだとすると，そのために何をしなければいけないのでしょうか。

3. R.D.レインの「一杯のお茶」

おもてなしというところから始めましたが，その中でR.D.レインの「一杯のお茶」の話をしたいと思います。

この人は先ほど言ったように反精神医学ということで，毀誉褒貶がたくさんあります。R.D. レインに対して否定的な人もいれば，とてもよいことをしたと言う人もいます。
　私は中立的な立場を取りたいのです。R.D. レインが語った中で，今でも活きることがたくさんあります。
　その中で，「一杯のお茶」という話をします。
　R.D. レインは，イギリスの精神科医であり精神分析家です。ドナルド・ウィニコット（Winnicott, D.W., 1896-1971）から訓練分析を受けました。
　1950 年代末から 1960 年代にかけて，統合失調症の患者さんを入院によって隔離しそのうえで治療しようという当時の主流の精神医学を批判し，むしろ地域に解放し，地域の側の認識を変容させることで治癒させることをめざす「反精神医学 anti-psychiatry」運動を提唱・展開しました。デイヴィッド・クーパーとともに同運動の主導者とみなされています。第 1 講で少し触れましたが「反精神医学」という名称はイギリスの精神医学者デイヴィッド・クーパーによるもので，クーパーがレイン，マノーニ，イタリアのバザーリアといった精神医学者の問題意識をまとめて総称したものです。彼らは「狂気＝病気＝異常」という図式に反旗をひるがえした医師たちでした。
　『経験の政治学』（笠原嘉 訳：みすず書房，1973）の中で，こんなことを言っています。

　　ある人間にとって世界を生き生きとしたものにするために，
　　あるいは，人がそこに身を寄せている現実を一瞥で，
　　一つの身振りで，
　　一つのことばで
　　味気ないものにしてしまうために，
　　もう一人の人間ほど効果的な作因は存在しないように思われる

簡単に言うと，人とのつながりがとても大切だということです。ある一人の人の一つの視線や，身振り手振り，ことばで，その人が全てになってしまうことがあるので，そういうところに私たちは注意していますかと書いています。
　また『自己と他者』（みすず書房，1975）にも，とても印象的な場面があります。

　　ある看護婦が，ひとりの，いくらか緊張病がかった破瓜型分裂病患者の世話をしていた。
　　彼らが顔を合わせてしばらくしてから，看護婦は患者に一杯のお茶を与えた。
　　この慢性の精神病患者は，お茶をのみながら，こういった。
　　「だれかがわたしに一杯のお茶をくださったなんて，これが生まれてはじめてです。」

　着目すべき点は「生まれてはじめて」というところです。考えてください。この人は何歳の患者さんかわかりませんが，慢性疾患ということなので歳は取っているのでしょう。この人がお茶をもらった経験がないとは当然思えません。どこかでもらっているはずです。この看護婦がどういうつもりでお茶を出したかわかりません。自分も喉が渇いていたからかもしれないし，いろいろな理由があるでしょう。ここで大切なのは，この患者さんがはじめて経験したと感じたということが大事なのです。なぜ生まれてはじめて経験したのでしょうか。ここに"もてなす"ということの本質があると思います。
　私の想像ですが，この看護婦は純粋にこの人に対して話をしたいと思っていて，お茶を出した。何か目的があるのではなく，あなたとちゃんと話したいのですということを含めた一杯のお茶だと考えています。
　私たち治療者やスタッフというのは，どうしても目的のために何かを

します。純粋にその人と接するためにするというのはなかなかできない。そういうことを考えると，この人が生まれてはじめてと感じたのはおそらくこの看護婦がやった，その心情をキャッチして，生まれてはじめてということを言ったと思うのです。

　"もてなす"ということでは，禅の臨済宗にも「且坐喫茶」ということばがあります。「且」はしばらくということ。「まあ，しばらくすわってお茶でも飲もうよ」という意味です。

　私たちは，どうしても患者さんに対して何かをしてあげるというスタンスで接しています。それは治療や支援という以上，仕方がないのですが，R.D.レインの書いた一杯のお茶のことを考えてみると，この看護婦は患者ではなく一人の人間としてお茶を出したわけです。それがおそらくこの患者さんが感じた「生まれてはじめて」なのです。そこにおもてなしや接遇の本質があります。私たちが今一度考えなくてはならないのはそこです。

　ひだクリニックでは，開業する13年前から，私と木村副院長でこうしたことを考えていました。ですから，「るえか」のテーブルは全部円卓の卓袱台になっています。

　卓袱台というのは，上席，下席があまりありません。だれもがどこにでも座れる。そこにコップを持って来れば，そこが自分の席になる。だから，るえかでは卓袱台という構造にしています。

　デイケアのプログラムでは，SST（social skills training：社会生活技能訓練）や心理教育等のプログラムも大事ですが，フリーの時間がとても大事になります。フリープログラムで，何のプログラムもないときに，私たちは患者さんのそばにどれだけ座れるかというのが問われるわけです。これを一番上手に，自然にできるのは，ピアスタッフです。その話は後で出てきます。

4. シュビング的接近

　私が研修医になったときに，この本は絶対読みなさいと，指導医に言われた本があります。

　シュビング（Schwing, G.）の『精神病者の魂への道』（みすず書房，1966）という本です。シュビングは看護師です。1950年代，現在的な意味の薬がなかった時代の話です。

　　ただひたすらに母性的なことに当たることだけが，すなわちもっぱら他の人を助けようと願っている人たちだけが，沈黙している病者や反応のない人たち，また自分自身とその内界に没入している人たちに手をさしのべることに成功するのである。

　どういうことかというと，シュビングは，毎日決まった時間に保護室に入っている患者さんの部屋に行くということを続けた人です。反応があろうがなかろうが，必ず行く。それに対してあるとき，患者さんがピクッと動いたわけです。こういうのを「シュビング的接近」という言い方をします。

　これは，医療が高度化していって，私たちが何かをするためだけに患者さんのところに行くということと，正反対のことを言っています。この人は，ただそばにいるということだけが，患者さんを助けたという言い方をしています。沈黙している患者さん，反応のない，昏迷状態や陰性症状で，固まっている古いタイプの，表現はよくないのですが沈殿した患者さんに対して，そばにいることだけが，患者さんを助けることができるのだと言うのです。

　もう1冊，本を紹介します。これは新しい本ですが，広井良典『ケアを問いなおす』（ちくま新書，1997）です。

ケアとはその相手に「時間をあげる」ということである。
「時間をともに過ごす，ということ自体がひとつのケアである」

そうだと思います。医療者は時間をあげているでしょうか。違います。診療をして思うことは，私たちは患者さんに時間をもらっているということです。

時間をあげるというのはどういうことでしょうか。

こういう話があります。私たちは2011年の東日本大震災の被災地，石巻市の災害支援に行きました。私たちは何をしたのか。例えば，A先生のところに派遣されました。そうすると，A先生は自分の診療所を空けて，留守番を私たちに任せて往診に行きます。私たちはその診療所に残ります。派遣されたのなら，私たちが往診に行ってもいいと思うかもしれません。しかし，東京や千葉などよそから来た人たちに対して，地元の患者さんや困っている人たちは自分の困っていることをすぐ言うでしょうか。おそらく言わないと思います。まして方言であれば，ことばもよく通じない。聞いてもわからない。そうすると，A先生たちが出向くほうが，地元の人だし，同じような経験をしているので，心を開きやすい。それで，私たちは先生のところのお留守番をしました。

阪神淡路大震災のときにも言われたことなのですが，そういう被災地で留守番をしていても，あまり患者さんは来ません。1日8時間くらいいても，せいぜい前回と同じ処方を求める患者さんが数名来るくらい，ということもあるでしょう。時間が無駄なような感じがします。遠くの東京や千葉から派遣され，先生の診療所で留守番をしていることに何か意味があるのでしょうか。もちろん大切な意味があります。

A先生はそのとき，「あなたたちがここにいてくれるというそれだけで，私は全力投球をして往診に行けるのだ」と言ってくださいました。

つまり，私たちはA先生に対して，時間をあげているわけです。その先生が十分に働けるための時間をあげているわけです。

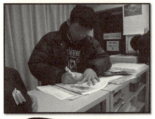

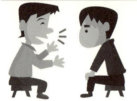 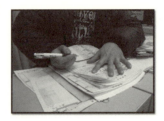

　ケアでも同じです。患者さんと時間をともに過ごすこと自体が，一つのケアなのです。「ケアとはその相手に『時間をあげる』ということ」。これはとても大事なことです。

　翻って，私たちはフリーの時間，フリープログラムの時間に何をしているのでしょうか。ちゃんと時間をあげているのでしょうか。たぶん，あげていません。なんか忙しそうにしている。フリープログラムが必要な人というのは，place oriented DC の人たちです。その人たちに対して，忙しくしていたら，せっかく培った場所が，求めている場所ではなくなってしまいます。

　上の写真の彼はピアスタッフです。彼をすごいと思うことがあります。私は彼と3回くらい一緒に訪問同行しました。40分とか1時間の間だと思うのですが，彼は時計を全く見ないのです。

　私たちは時計を見てしまいます。時計を見てなんかいない，といわれるかもしれません。ですが，心の中の時計は見ているかもしれません。なぜ見るかというと次の予定があるからです。何時までに戻らないと次の患者さんの予約があるとか，早く帰らないと会議があるとか考えるか

らです。

　ピアスタッフの彼が医療者に比べてはるかにたくさんの引きこもりの患者さんをクリニックに連れて来ることができるのは，彼が時間をあげているからだと思います。私たちは時間を気にしているので，あげているつもりでもあげていない。でも，彼らはとにかく何も言わずにずっとそばにいます。

　第5講で，「お助け隊」の話をします。そこでももう一回出てきますが，彼らがやっていることは，時間をあげているということです。これは，ピアスタッフができる最大の支援行為のひとつだと思います。

5．先回り支援の戒め（ミロのヴィーナス）

　支援のあり方を考えたいと思います。先回り支援の戒めです。

　マンガ『ちびまる子ちゃん』にある話です。おばあちゃんが，裁縫の道具を買いに玄関を出ようとすると，ちびまる子ちゃんが「日中は暑いから気をつけてね」「日がさ　忘れず持っていってね」「水も持った方がいいよ」「なるべく日陰を歩いてね」と次々におせっかいを焼きます。すると，だんだんおばあちゃんは出掛ける気がなくなり，「やっぱり夕方に行くよ」ということで終わります。

　ちびまる子ちゃんは，ものすごく先回りしています。決して悪気はなく，行為からのおせっかいです。しかし，先回りしすぎて，結局おばあちゃんはやめたということになる。私たちはこういうおせっかいな先回りをしていないかということです。

　看護学の先生で，オレム（Orem, D.E., 1914-2007）という人が，「援助の3形態」を唱えています（図2-1）。

　援助を表すことばには，ヘルプ，アシスト，サポートがあります。ヘルプというのは具体的な援助。例えば，海でおぼれている人に対して，助けるのがヘルプです。

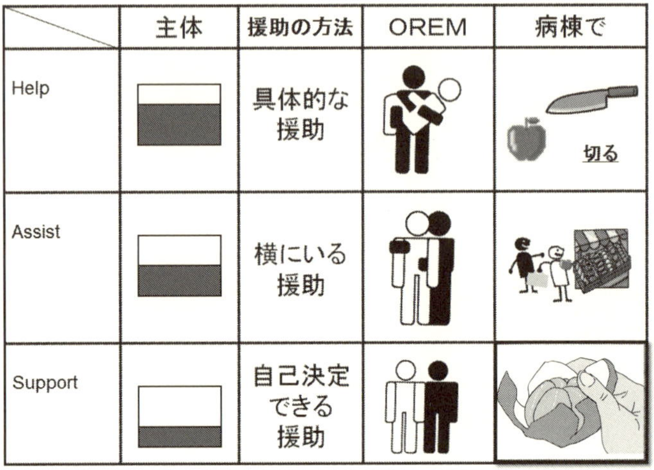

	主体	援助の方法	OREM	病棟で
Help		具体的な援助		切る
Assist		横にいる援助		
Support		自己決定できる援助		

図2-1　援助の3形態

　アシストというのは横にいる援助で、サッカーではよく「3ゴール、2アシストの大活躍」などという言い方をしますが、アシストは最後の仕上げのその前みたいな感じです。サポートはその人が自己決定できるようにする援助です。
　ヘルプでは支援者が主体的に動きます。アシストは半分半分でしょうか。サポートは患者さんが主体になります。
　これをもう少し別の表現でいうと、ヘルプは「救命救急モデル」です。例えば、意識不明のときに自己決定ということはないわけです。命を救うことが最優先なので、その場合は治療者が全部患者さんを抱えないといけません。だから、治療者が主体となって命を救うという具体的な援助になります。
　アシストは、「感染症モデル」という言い方をします。感染症といっても慢性や亜急性の時期を考えてください。感染症の患者さんが、抗生剤の点滴をしないといけないとします。点滴をしたら安静にし、動けません。ですから、その前にトイレに行く。そして点滴の最中は自分で点滴を引き抜かないように注意する。医療者・治療者は、抗生剤の選択や

感染症の知識を患者さんにお伝えしますが，患者さんのほうも安全に点滴を終えるためには協力をしないといけないということになります。

サポートは「生活習慣病モデル」です。糖尿病，高血圧モデルです。自分で病気のことを理解し，自分の治療や生活の在り方を自己決定できるということです。

支援にはこのような3形態があり，それぞれの主体と援助者の比率が変わり，支援の方法が変わってきます。

これを精神科の話に置き換えます。例えば，患者さんがリンゴを食べたいとします。リンゴを食べたいという具体的な目標に対して，それを切ってあげて食べさせるのがヘルプです。アシストというのは，この人がリンゴを食べたいというときに，一緒に買いに行くということにあたるでしょうか。リンゴを買うのは患者さんです。サポートというのは，いってみれば患者さんがリンゴを買うために外出することを応援し，待つということです。この人がリンゴを買いに行った結果，みかんを買ってきてもいいわけです。それはそれでありです。

同じリンゴを口にするという行為でも，「切ってあげる」「一緒に買いに行く」「買いに行ってもらう」，全然違うわけです。しばしば援助とか支援という言い方をする場合に，この三つがゴチャゴチャになっています。

先ほどのちびまる子ちゃんの例で考えてみると，アシストで十分な人に，ヘルプを強要しているとか，サポートの段階の人なのに，アシストを求めているということになります。ちびまる子ちゃんもおばあちゃんのためとはいいながら，一種の牧人権力でしょうか。支援の先回りをしているのです。

清岡卓行が昭和41年に出した『手の変幻』という有名なエッセイがあります。これはミロのヴィーナスにもし手があったら，どうだったのだろうということを書いているものです。

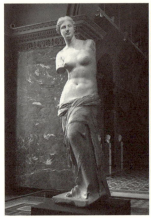 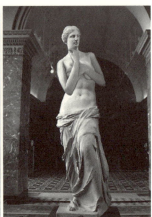

　例えば、彼女の左手は林檎を掌の上にのせていたのかもしれない。そして、人柱像に支えられていたのかもしれない。あるいは、楯を持っていたのだろうか？　それとも、笏を？　いや。そうした場合とはまったく異なって、入浴前か入浴後のなんらかの羞恥の姿態を示すものであるかもしれない。さらには、こういうふうにも考えられる。実は彼女は単身像ではなくて、群像の一であり、その左手は恋人の肩の上にでもおかれていたのではないか、と。

　ミロのヴィーナスの手がどうなっていたのか。私たちももしかすると、いろいろな成果や支援の結果を焦るばかりに、この「手」を付けているのではないかと考えます。
　上の写真右のようなことを、私たちはしているかもしれません。本当はこの人が何を望んでいるのかわからないにもかかわらず、私たちは自分たちが想像する支援を押し付けているのではないか。先回りの支援をすることで、本来本人が思っている、感じているような支援になっていないのではないかということです。
　私たちはその人たちに対して、「私たちの支援」を押しつけているか

もしれません。本当に大切なものは何かを考えていない。安易な発想で，余計な「手」を付けてしまうかもしれません。

6. 「自閉のすすめ」

　統合失調症の陰性症状では，日がな一日ぼっとしていたり，なかなか外に出ることができなくなってしまう人がいます。
　そういった状況に対して，私たちは何か行動すること，外に出ていくことが良いと思っています。
　神田橋條治の『発想の軌跡』という名著があります。1976 年の本ですが，この頃は第一世代抗精神病薬のハロペリドールのような薬が主の時代で，とにかく患者さんに対して症状を取ることが最優先されていた時代です。そのときに，自分の患者さんのことを詳細に調べ，「『自閉』の利用―精神分裂病者への助力の試み―」(「精神経誌」78 巻，1976)として，自閉ということの肯定的な意味合い，自分で閉じこもるということが，実は治療の契機になるのではないかということを言っています。
　今の私たちは，「なるほど自閉というのもいいのかな」「自閉をすることによって何か力を蓄えているのではないかな」ということも言えますが，この時代にそういうことを書いたというのは画期的なことです。
　これで考えたことは，医療者は複眼的に考えなければいけない，ということです。一方向で外に出ることのみがよいのではなく，陰性症状とか悪いものとされやすい中にも本当は大切なものがあるんだということをしっかり書いています。
　この論文はすごく衝撃を与えましたし，いまだにこの論文はいろいろなところで引用されます。
　「べてるの家」の人々を撮ったビデオの中にも『自閉のすすめ』というタイトルがあります。私たちがあまりよくないと思っているものの中

にも，その人の支援に沿うものであれば，とても有用なものがあるということを気づかせてくれます。

朝日新聞の「天声人語」に引用されて，とても気になった詩があります。

　　　自らの色で濃くなる苺ジャム　私は私であり続けよう　　　大堂洋子

本当の苺ジャムは色を着けるものを使いません。苺の色素だけでどんどん濃くなっていくのです。これを今の例で考えてみると，自閉というのは悪い意味ではなくて，その人の持っている能力の中でいいものをだんだん作っていこうということでしょうか。それは，他の人の手を借りることもなく，その人の持っている力を利用しようとしていることと同じなのではないかと思っています。

7．カンブリア大爆発

　私は古生物学が好きです。カンブリア紀にはアロマノカリスとか，今はいない動物がたくさんいました。この時代に生物が一気に増えたのです。今はほとんどのものが淘汰されていってしまいましたが，生物の進化を考える上では，この時代はものすごく多くの生物がうまれた時代です。「カンブリア大爆発」と言われています。

　私のまったくの個人的意見ですが，精神科医療というのも，この20年間，大爆発をしていると思います。

　例えば，1988年には，SSTを作ったリバーマン（Liberman, R.P.）が来日しています。それから，同じ年に，アンドレセン（Andresen, R.），マクファーレン（McFarlane, W.）という心理教育の大御所が来日しています。「1988年の黒船」という言い方をしている人もいます。

　セカンドインパクトが，その6年後です。1994年にSST普及協会

ができました．翌1995年には，日本精神障害者リハビリテーション学会，その翌年の1996年には日本デイケア学会．1997年には心理教育・家族教室ネットワークと，この4年間にさまざまなことが起こっています．

今は，それから20年くらいが経っていますが，そのときの概念や考え方を，日々実践しているわけです．このようにすごいことが起こった時代です．精神科のリハビリテーションにとっては，「カンブリア大爆発」といってもおかしくないと思います．ただ，若手医師層には精神科リハビリテーションに興味を持つ方が少ないように思います．

薬物療法も，1996年にリスペリドンが上市されました．それから続々と，オランザピン，ペロスピロン，クエチアピン，アリピプラゾール，ブロナンセリン，パリペリドン，クロザピンが臨床使用できるようになりました．それから，持続性注射製剤も上市されました．リスペリドン，パリペリドン，アリピプラゾールの持続性注射製剤です．

薬物療法も第二世代，非定型あるいは新規抗精神病薬といわれているものです．精神科リハビリテーションの波と薬物療法の波が絡まっています．私たちがこういう時代にいるということも，覚えてもらえばいいと思います．

それは，生物学でいうところのカンブリア大爆発に沿うところだと思っています．

それから，2001年に，「精神分裂病」から，「統合失調症」に名前が変わりました．ですから，これ以前の文献には統合失調症ではなく，精神分裂病と書かれています．

英語のschizophrenia（スキゾフレニア）という名前は変わっていません．日本語の訳が変わったのです．スキゾフレニアというのはラテン語を語源にしているので，一般の欧米人が聞いても，なんのことかはよくわからないことばだそうです．日本の「精神分裂病」は，病気の本質をよく知らなくても，「精神」と「分裂」と，ことばの響きが不気味だなというイメージ

があります。ですから，欧米人の場合は，schizophreniaと書かれていてもそんなにまではインパクトがないのではないかという話も一方にはあります。

スキゾというのは，「切断する」という意味を持つラテン語で，フレニアは横隔膜を意味します。解剖学やラテン語から語源を取っているので，一般的にはわかりにくいといわれています。

日本では精神分裂病という名前が強烈なので，統合失調症という名前に変わったときに，いろいろ物議を醸しました。例えば，名前が変わっただけで，本質は変わっていない，ただの欺瞞だという意見もありました。偏見払拭と言っているが，本当にそうか。病名を変えるよりも，もっと有効な施策をしたほうがいいのではないか。いろいろな意見がありました。

そうは言っても，やはり精神分裂病というとてもスティグマティックな病名を変えたということには一定の価値があると思います。ただ，もう一つ大事なこともあります。誤解を招く言い方をしますが，私たちが精神分裂病という病気の名前を告知しにくかった理由は何かというと，その病気に対する恐れとか，畏怖があったからかもしれません。この病名を患者さんに伝えることによって，患者さんの人生がどう変わるのだろうかと考えたから，告知しにくかったところもあります。

一方で，統合失調症というように，すごくフラットな名前になったことで告知はしやすくなりました。ただし，この病気に対する恐れとか畏怖とか，恐怖というものに関して非常に薄れた感じがしています。告知をしやすくなったという代わりに，この病気を持っている人に対する敬意であるとか，病気を克服しようと頑張っている人に対する賞賛とか，そういうことが失われました。

それから，あまり言われませんが，"病"から"症"に変わったことも重要でしょう。病というのは固定されたという語感があります。症というのは変わることがあるということを意味します。精神分裂病という

のは，精神が分裂する状態が固定されているというイメージがあります。それに対して，統合失調症はドパミンをはじめとするいろいろな脳内物質がバランスを失っている状態が，今の症状だということです。つまり回復可能性も意味しています。ですから，病から症に変わったことも，実は大きな意味だと思います。

　病名が変わったことは基本的には良いことです。告知しやすくなり，患者さんへのスティグマも少なくなりました。でも，治療者や支援者の中に，この病気に対する敬虔な気持ちというのが薄れたのも事実です。これは絶対に忘れてはいけない病名変更のマイナスだと考えていいと思います。

　同じように，日本と同じ東アジアの文化圏の韓国も香港もいわゆる漢字文化圏です。聞いてみると，韓国も以前は精神分裂病と言っていたそうです。それに対して病名が「調弦病」に変わりました。調弦というのは，弦を整えるチューニングです。つまり，なんらかのことで社会生活をチューニングする機能がなくなったということになります。日本でいうところの失調にあたるところが調弦病です。香港は日本と同じ感じで，「思覚失調症」と変わりました。思考と感覚がバランスを失っている，妄想や幻覚のことを表現していると思います。日本だけではなくて，お隣の韓国や香港のような東アジアの漢字文化圏でも同じような現象が起きているのです。

　病名が変わる。たくさんの薬が出る。リハビリテーションの話が活発になった。こうしたことで，今いろいろなことがどんどんと変わってきています。まさに，「カンブリア大爆発」です。第3講ではそのカンブリア大爆発の中，少しデイケアに近づいていきましょう。

第 2 講 summary

　この講では，おもてなしや「受け入れること」を中心に，さまざまな場面をみてきました。

　私たちは「先回り」していないか，支援者・援助者の果たすべきわきまえについても改めて考えてみました。

　良いことをやっていると思っているのだけど，果たしてそれはそうなのか。そして，その背景の中には第1講でやった私たちが持っている小さな権力を行使しているのではないか。その疑問を持ちながら，私たちはおもてなしとか，受け入れるということをもう一回考えたほうがいいということです。

第3講 現在のリハビリテーションのウソとホントと裏と表

1. リカバリーの定義

オイゲン・ブロイラーの息子のマンフレッド・ブロイラー（Bleuler M.）は、リカバリーについて1978年に次のように定義しました。

1) 完全に働いていること
2) 社会的役割を再び取ること
3) 診察において一部の残遺症状を除いて精神病症状がないこと

確かにリカバリーという概念の萌芽はありますが、どちらかというと症状のことを述べているのが特徴です。

2005年には、リーバーマンとコペロウィックツ（Liberman, R.P. and Kopelowicz, A.）が次のように定義しています。

1) BPRS各スコアが4点以下
2) 就労あるいは就学が期間の半部以上
3) 自立した生活をしている（金銭・服薬自己管理）
4) 社会的人間関係を維持している（週1回以上の友人との交流）
1)〜4) 全てが2年以上持続している。一つが満たされない場合は著明改善。　＊Psychiatr. Serv. 2005

症状評価として，BPRS（Brief Psychiatric Rating Scale：簡易精神症状評価尺度）を用い，そのスコアが4点以下であるということを挙げていますが，ブロイラーの定義と比べると，患者さんの症状の評価は少なくなってきています。もちろん，それでもまだ，医療的な眼がかなり入っています。

　このようにリカバリーについては，発表された時代や背景によっていろいろな定義ができると思います。毎年夏に行われている『全国リカバリーフォーラム』の2010年版パンフレットの序文には，次のように載っています。

　　「リカバリー」とは，精神障がいをもつ人たちがそれぞれの自己実現や自分が求める生き方を主体的に追求するプロセスである。

　プロセス（過程）と書いています。「リカバリーとは旅である」と言う人もいます。ここでは，症状ではなくて，患者さんの人生のほうによりシフトされています。

　「当事者が，自身の生き方や目標を主体的にとらえる視点が大事にされる」。APA（American Psychiatric Association：アメリカ精神医学会）もこれらのコンセプトを支持しており，ブッシュ元大統領が議会で説明しました。

　リカバリーは病状といった一部分よりも，生活とかプロセスとか，旅とか全体のほうに眼が向かってきました。これはとてもいいことだと思っています。

　西園昌久の『精神医学の現在』（中山書店，2003）に，統合失調症治療に必要な4条件が書かれています（表3-1）。

　3の「自己喪失の挫折感からの救出」というのは，多くの人が10代もしくは20代の前半で病気になってしまいますから，夢や希望を修正せざるを得なくなります。その喪失体験というのは当然あるわけで，挫折

表 3-1 統合失調症治療に必要な 4 条件

1. 薬物療法と心理教育の実践
   コンプライアンスからアドヒアランスへ
2. 社会生活技能の障害に対する支援
   SST,作業療法,スポーツなど
3. 自己喪失の挫折感からの救出
   専門家による精神療法
   リカバリー体験
4. 家族機能,社会的支持の回復による社会的不利の改善
   家族心理教育
   社会的な偏見への対処
   リカバリー体験

西園昌久『精神医学の現在』(中山書店,2003)より一部抜粋(一部加筆)

からどう抜け出すか。その中には専門家による心理療法を含めた精神療法がありますが,もうひとつ大切なことはリカバリーの体験をだれかに伝えるということではないでしょうか。例えば,患者さんがいろいろな話をします。診察室の中では,それは医師による病状の把握に供されるだけかもしれませんが,公の場や同じような病気を持っている人たちの場で話をすると,そのことばは体験したという別の意味を持つようになります。体験を話すことで,体験の意味が変わってくるということ,同じ話される内容でも,意味が違うということがわかってきます。ひだクリニックでいうと,「脳力アップミーティング」がこれにあたります。

また,家族も傷ついています。家族のリカバリー体験も大事です。当然,他の家族へそれを伝えることも,です。

この 4 条件は今から 15 年以上前に出されたものですが,私たちのリハビリテーションの一番大切な骨子になります。

2. 紫のパンジーと黄色いパンジー（Di-Hydro Mono-Oxygen）

　DHMOという物質を知っていますか？　この物質はどういう物質かというと，次のような特性を持ちます。

> 1. 気体に接触すると，短時間でも人体に熱傷が生じる
> 2. 固形体に長時間接触すると，皮膚に障がいが出る
> 3. 悪性腫瘍に含有されている

　こういう物質は規制すべきだと思いますよね。しかし，ここで種明かしをしましょう。DHMOは，正確には「Di-Hydro Mono-Oxygen」（一酸化二水素）の略です。これは何かというと，実はH_2O，つまり水です。DHMOは，水の性質を，嘘ではないけれどもわざと難解で否定的な表現で説明した，1990年代に作られたジョークの一種なのです。

　水は100℃の水蒸気になると，とても熱い。むやみに触れるとやけどをします。固形物の氷は，触ると凍傷になります。人間の身体の60〜70％は水でできているので，当然悪性腫瘍にも含まれます。これだけ見ると，水というのはとても悪いものですが，でも水がないと私たちは生きていけません。

　私たちは精神科で患者さんを診る場合に，患者さんの症状に目を向ける，つまり悪いところを診るというのはこういうことなのです。確かに囲み内の1〜3は全部正しい。水が持っている豊かな側面をまったくそぎ落として，悪いところだけ見ると，こういうことになります。

　これを私たちは，パンジーの花畑で例えています。
　上の花畑を患者さんの全体像と思ってください。紫のパンジー（濃い色の花）が病気の部分にあたります。妄想や幻覚，陽性症状はここに相当すると考えていいでしょう。もちろん，紫のパンジー以上に黄色いパ

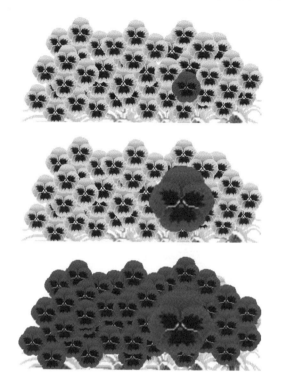

ンジー（薄い色の花），すなわち健康な部分がたくさんあるわけです。

　一番上の絵を見た瞬間，皆さん紫の花のほうに目が行きます。ここに着目していると，真ん中の絵のように見えてきます。

　こうなると大変です。一番下の絵のように，何もかもが病気に見えてしまいます。

　先ほどの例でいうと，DHMOの1〜3を見るというのは，このことになります。私たちは全体像を見なくてはいけないのですが，どうしても紫のパンジーを見る訓練がされています。医学教育がそうです。異常値や疾患を6年間習います。そのためかえって，正常の胸部レントゲン写真が読めないということがあったりします。検診が一番難しいと言われています。異常値の勉強はたくさんするのですが，専門基礎以外では

正常についての勉強はあまりしていません。

　紫の部分は illness，黄色い健康な部分は wellness という言い方をしてみます。患者さんを診るとはどういうことかというと，精神科医療は illness ばかりを見ていた医療から脱却するということです。私たちは患者さんの全体像を見ていたわけではありません。先ほどのリカバリーの定義で，マンフレッド・ブロイラーのものは，患者さんの診察において症状がないことと書いてありました。つまり，紫のパンジーがあるかないかを見ているのです。

　先ほどの全国リカバリーフォーラムの場合は，「プロセス」と書いてありました。もっと大きく見ようということではないでしょうか。病気はあるけれども，全体を見てみると，病気はその人の一部，症状は一部だということになります。

　私が医師になった頃は，精神分裂病「者」と言っていました。今は，統合失調症の患者さんといいます。昔の英語の文献を読むと，schizophrenic person です。今は man with schizophrenia です。スキゾフレニアというものに人生があるのではなくて，人生にスキゾフレニアがついているということです。全然意味が変わりますね。

　私たちは病気のところを診る訓練をされています。悪いところ探しは得意です。でも，良いところ探しはまだ下手です。全体を見ていかないといけないということです。

　少しくだけた例を出します。けらけいこの『あたしンち』というマンガがあります。女の子二人でダイエットの話をしています。ダイエットに成功した子がこんなふうに語ります。「ダイエットは，やるぞと決めたとたん，どわーッとおいしいもののイメージが湧いてくる。食べたい気持ちとたたかってたたかって，結局挫折する。だから，食べちゃダメとか，太るのイヤとか，そういうたたかいをやめて，美味しいものがあっても，菩薩のような顔をしてやりすごす。そうしたら，やせた」と

言うのです。それを聞いた子が,「たたかわないダイエットか!」と感心するというお話です。

　これって,笑い話のようですが,実はやっていることは,先ほどのパンジーの例と同じです。私たちは紫のパンジーに気づいてしまう。それはダイエットしかり,症状しかり。まして,支援者というのは病気を治してあげるんだ,あるいは治すんだというところがあると,そこにばかり注目してしまいます。これが問題だということです。

3. バザールケア（雑踏ケア）

　ここからテーマが少しうつります。患者さんがデイケアの中に入ってきます。

　バザールケア（雑踏ケア）という言い方があります。介護保険の分野でよく言われているケアのやり方だそうです。バザールというのは,市場という意味です。特にイスラム圏の雑踏のことをバザールという言い方をしますね。

　いろいろな人がいて,いい意味でゴチャゴチャしていたほうが,その集団の許容度は大きいということになります。集団の許容度が大きいケアができるということは,いろいろな人が入れるということを意味しています。例えば,介護施設では個室が重宝されていますが,人気があるのは個室の部屋ではなくて,大広間であったりするそうです。いろいろな人がザワザワ,ザワザワする許容度があって,それが大きいケアが求められるというのです。介護保険の中での話なのですが。

　なるほどわかりますね。でも,統合失調症の患者さんでは雑踏に馴染めない,苦手な人たちもいます。その人たちをどうするのか。

　私は「人間浴」という言い方をするのですが,一生懸命頑張ってなんとかデイケアに来る。でも,いっぱい人がいると,それだけで疲れてしまうということもあります。

人間浴

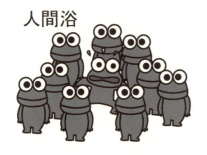

デイケアにはいろいろな人が来ます。バザールケアはとてもいいことだけども，もしかしたらある種の患者さんにはきつい環境なのではないかなと考えないといけないと思います。だから，個別グループも必要なのです。

刺激の多さに，私たちは配慮しているのでしょうか。これも難しい話かもしれません。やはり，デイケアの経済性や生産性や人数を上げるということがどうしてもあります。その一方で，一人ひとりに対応しないといけないという現実もある。だから，どこまで配慮できているかということが，よいデイケアのバロメーターになったりしますが，なかなか難しいかもしれません。

日本における一番長い引きこもりの例は徳川家かもしれません。江戸時代を通じて200年以上，国を挙げて引きこもりを奨励し続けたのですから。冗談はさておき，次ページの絵をみましょう。引きこもりを表した例です。

①居間かどこかでお父さん，お母さんが話をしています。引きこもりの患者さんは，自分の部屋がすべての世界ですから，外界つまり世界とのチャンネルは家族を通じてしかありません。家族がいろいろな話をしています。「うちの子はね」とか，「ふー」とか，ためいきをついていると，出たいと思わなくなってしまいます。部屋から出るのにまず苦労をするのに，苦労してやっと部屋から出た後に待っているものが，とってもつらい世界だとすると，その一歩がなかなか踏み出せません。

②③で家族が元気になり，笑っていると，何が起こるでしょう。これから自分が頑張って出て行こうという世界が，もし楽しそうなものならば，この一歩は出やすくなりませんか。それでだんだん外の世界に関心

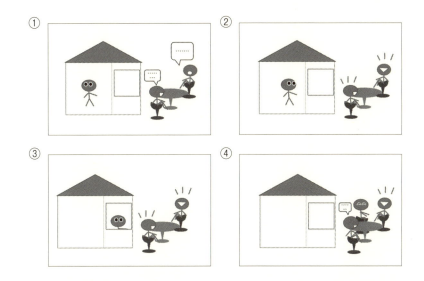

を持ちます。戻ってしまうこともあるかもしれません。しばらくは，この繰り返しです。これはしようがないかもしれません。

④でも，家族が元気でいることは，この人にとっての一つしかない世界のチャンネルが，少なくとも侵襲的なものではないということがわかります。

これが家族教室を通して，家族が元気になっていくことがいかに重要な要素かということです。

私たちの法人で行われている家族会「パンジーの会」は，家族教室に参加されている家族の中で，一番重度の方をみてくださっているのですが，その家族はこの絵の家族，ここにあてはまります。それで，ようやく出てこれる本人がいる。これでもまだまだ十分ではありません。

日本最初の引きこもりの人は，だれだかわかりますか？　とても有名な方です。それは，天照大神です。弟のスサノオノミコトが大暴れをしてしまって，天岩戸に引きこもってしまいました。いろいろな神様が開けようとするのですが，絶対出てきません。無理やり開けようとしても

ダメでした。

　それで何をしたか？　外でお神楽を踊って楽しそうにしていて，世間はこんなふうに楽しいんだよということをわからせたのです。それで，ようやく出てきた。ここでも，無理やりではないというのがポイントです。前ページの絵とまったく同じです。

　楽しいことが待っているかもしれない。そうすると，開く。

　もし患者さんをデイケアなり，集団に出そうとするには，家族の援助で，家族が元気になるということをまずやらなければなりません。これがなかなか難しいのもわかりますが，家族も見るという大切さがここにあります。

　無理やり開けるのではなく，楽しいことが待っている，と伝える。これが家族支援の肝です。家族が元気にならないと，本人もなかなか元気にならない。もともと，不健康な家族の場合もあります。病識を持たない家族もいます。だからといって，その家族を支援しないというのはまた別の話です。やはり，家族も元気になるという大きな目標は持っていたほうがいいと思います。そのためには家族教室も必要で，心理教育と家族教室の二つがあるというのもこの理由になります。

　一方で患者さんは引きこもりの状態が続いています。そうすると，なかなか大きな集団，大きな雑踏の中には入って行けません。そこで，私たちがやっている工夫が，小さな「フラシエ」というグループです。ここでやっていることはシンプルです。大体3カ月以内あるいは10回以内と回数を決めて，デイケア参加の初心者だけを集めているグループです。

　初心者ではこれに参加するということがとても大事なのです。なぜかというと，同じような初心のメンバーが集まっているので，ここに均質性の法則があります。それから，これからどうなるかわからないという不安も同じなので，いわゆる苦悩の質に関してもわりと均等で，同一性の集団です。参加の回数の均一性があり，学んでいることも同質性が

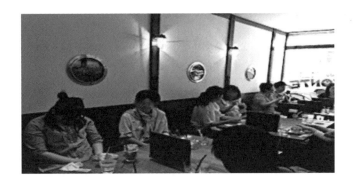

あったりすると，このグループは凝集性が高まります。ですから，このグループを経た人というのは，本番のデイケアに参加する場合に，非常に長続きをするという構造ができます。

先に正統的周辺参加ということばを挙げました。集団に入っていくのだけど，それがなかなか難しいので，最初は見習いの形で参加する。この正統的周辺参加をプログラム化したのが，小さなグループの「フラシエ」です。大きなデイケアのようなバザール，雑踏の中に入っていくための基礎トレーニングとして行っています。

もっと言うと，このトレーニングがないと，なかなか集団に入れないのも事実なのです。デイケアの種類で言えば，ここは person oriented DC にあたります。「顔見知りがいるからデイケアに行ってみよう」という人，初心者のメンバー同士のデイケアにあたります。

4. Saliency（サリエンシー）

Saliency ということばがあります。

國分功一郎『暇と退屈の倫理学』（太田出版，2015）という本に詳しく書かれています。

そこで saliency について，引用をしてみましょう。

突出したもの　目立つこと　未だなれていない刺激　この世界はサリエンシーだらけであり，（略）生きるとは，絶えず習慣を更新しながら，サリエンシーに慣れ続ける過程であろう

　という一節があります。
　これはデイケアに入っていくメンバーたちの最初に似ていませんか。つまり，統合失調症で傷ついて，自閉的な生活をしていて，その方が社会に戻っていくということは刺激的な世界に再び入ることです。だから，集団に入るときに，このように習慣を更新しながら，新しい生活に慣れていく過程ということが，最初の段階になるのです。
　私は西原理恵子の『毎日かあさん』というマンガが好きです。そこに「台所」という話があります。
　娘は1歳になるかならないうちから，おままごとがとても好きで，庭で小さな台所をいじっています。
　そして，泣かないと言うので，お母さんは2歳の娘を保育園に入れることにしました。保母さんから，「おむかえがはじまると，戸があくたびにそこに行き，自分のお母さんじゃない，と，自分でティッシュを取って，自分で涙をふいて，またおままごとをはじめる」という話を保母さんから聞きます。
　お母さんは「あの小さな台所には，もうがまんが入っているんだなあ」という感慨を抱き，マンガが終わります。
　なんということもないマンガなのですが，新しい集団に入るときの不安や我慢の気持ちがよく表れている，と思います。
　私たちはデイケアの患者さんが参加回数が少ないと，安易に「何で来ないの？」と言ってしまいます。もっというと，「デイケアはとてもあなたにとって，いいところなので来たほうが良いです」という言い方をします。ここでも小さな権力を使っているのですが，だけどこのように患者さんは我慢とか，不安を抱いているということを，どこか頭の隅に

おいておかないといけないと思っています。

もうひとつ紹介します。エリース・ボールディング（Boulding, E., 1920-2010）の『子どもが孤独でいる時間』（松岡享子 訳：こぐま社，1988）という本です。

寄宿舎のことが書かれているのですが，子どもが創造力を豊かにするためには，どこかで孤独なことを経験しなければいけないということが書かれています。これも同じで，何か新しいことをするためには，孤独ということと，不安というものと向き合わなくてはいけないということです。

5. 環世界「Umwelt」～盲導犬の世界～

「Umwelt」というのはドイツ語です。環世界ともいいます。

ネムリユスリカという昆虫を知っていますか。これは，特殊な能力をもっているのだそうです。体の水分を失い，カラカラに乾燥した状態の幼虫に，水を与えてやると，1時間たらずで生き返ります。乾燥した状態は無代謝で，このような例は微生物には例がありますが，目に見える大きさの昆虫類で，乾燥と蘇生を繰り返すことができるのはネムリユスリカのみです。ちなみに，乾燥状態で17年間眠りつづけた後，よみがえった記録が残っています。

この能力を「クリプトビオシス」（「かくされた生命」という意味だそうです）といいます。乾燥状態になって生き残り，また，水分を補給してやると，生き返ります。

マダニは，ヒトの血を吸います。ヒトと認識して吸っているのでしょうか？　ヒトが来たから吸っちゃえと，吸うのでしょうか。違いますね。マダニにはヒトという認識はありません。そういうことを書いているのが，ユクスキュルの『生物から見た世界』（岩波文庫，2005）です。

私たちは同じ世界に生きているようでも，人間が見る世界と，動物や

昆虫が見る世界は全然違う。同じ世界に生きているのですが，違う環境で生きているということを書いています。

すべての生物は別々の空間と時間を生きています。先ほどの例のように死んだふりをして，元気になる昆虫もいます。

マダニの場合「ヒトが来たから血を吸う」のではないのです。ヒトではなくて，ヒトの汗の臭い，私たちは皮膚に汗をかきますから酪酸というものがあり，その臭いの刺激と近くに37℃の体温があり，そして体毛の少ない皮膚組織を認識し，初めて跳びつくのです。これらが順序どおりに連続して存在した場合のみ，シグナルとして受け取る。そうして初めてマダニは血を吸うのです。これは本能かもしれませんが，私たちが生活している世界とはまったく違っています。ヒトという認識があるのではなく，刺激があるだけの世界で動いているのです。

私たちも同じで，一人ひとりそれぞれ異なっています。ある人はデイケアにいる6時間がとても長く感じるかもしれない。ある人にとっては短いかもしれない。ある人はデイケアのプログラムが苦痛かもしれない。ある人はデイケアのプログラムが楽しいかもしれない。そのように，多様な感じ方があるということをしっかり覚えておかないといけません。

「生物から見た世界」という話を例に出しましたが，同じ集団にいるからといって，同じような時間と経験をしているわけではないということが大切です。

ヒトと犬がいます。ヒトのUmweltというのは，ヒトという種が感じている世界のことです。当然ヒトと犬は違うものなので，犬が経験している世界と，ヒトが経験している世界は違います。

でも同じ空間にいます。ここで，盲導犬のことを考えてみましょう。盲導犬はかなりの率で盲導犬に育てることができないといわれています。盲導犬候補には，相当な数の犬がエントリーされますが，無事盲導犬になるまでには結構な数が淘汰されます。なぜだと思いますか？

第3講　現在のリハビリテーションのウソとホントと裏と表　61

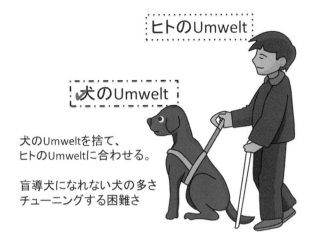

　犬が見ている世界を，人間が持っている世界にチューニングしないといけないからです。例えば，犬はおいしそうなもの，お肉などの匂いが主な関心事です。でも，それを優先していると，ヒトの安全は守れません。だから盲導犬になるということは，犬のUmweltを捨て，ヒトのUmweltに合わせるということになります。それは結構大変なことです。盲導犬が十分育たない理由はここにあります。
　この生物学的な根拠から，何が学べるのでしょうか。犬をメンバーに例えるのは申し訳ないですが，チューニングを変える難しさということが挙げられます。チューニングを変えなければ世界に入れない。チューニングを変えることがうまい人がいます。へたな人もいます。かつ統合失調症の患者さんというのは，後天的に，あるいは先天的にチューニングの力が弱い。そうすると，合わせるということに関して，あなたが合わせてくださいではなくて，こちらから合わせるということをしなくてはいけないかもしれません。それが第2講で述べたおもてなしの本質になります。
　受け入れるということをどう出せるかということを考えないと，

Umwelt を変えることはできません。集団に入るには，いろいろなものをなくしていく，変えていく，合わせていくということが要求されます。それをまず整理したほうが良いと思います。

集団に入るということは，saliency という新しい刺激に耐え，自分の持っている世界 Umwelt を変えることが要求される大事業です。そこをわかっていないと，デイケアに入っても，メンバーがどんどん脱落していくという現象が起きていくわけです。

多くのデイケアから「なかなか新人さんが定着しないんですよね」という相談を受けます。ここができていないのです。ではどうすればいいか？

一つの答えとして，「フラシエ」のようなものがあります。小さな同質性のグループ，均一性のグループを期間限定で作ることによって，それを次のステップにつなげていく。こういうこともデイケアとしてはやらないと，エントリーは多いんだけれども，脱落も多いということになってしまいます。

英語やドイツ語の用語を使ったのでわかりにくいかもしれませんが，言っている意味はそういうことです。新しい集団に入るということに関して，目的的，合理的に考えていきましょうということになります。

6. ムカデのダンス

ノミとかムカデとかユスリカとかの話で申し訳ありません。私はこの「ムカデのダンス」も大事だと思っています。

メンバーたちは，なんとか頑張ってデイケアに入ってきます。その中で私たちはこんなことをしていませんかという話です。

次ページのイラストは蛙さんからムカデさんへのお手紙です。意地悪な蛙さんがムカデさんに手紙を出しました。ムカデさんはどうですかね。二度とダンスができなくなってしまいました。

第3講　現在のリハビリテーションのウソとホントと裏と表　63

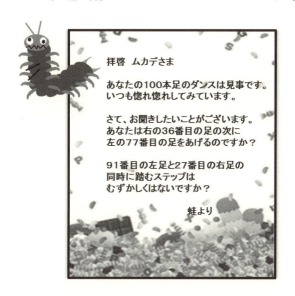

　私たちは支援のときに，これができたらこれをしよう，この次にこれをしようというふうにして，次から次へとやっていきます。それで，私たちも安心するかもしれません。例えば，働きたい人に対して，働きたいと言う前に，「では，日中のリズムを作りましょう」とか，「最初に昼夜逆転を治しましょう」と言います。それは，これと同じことをやっているのではないでしょうか。すごくいろいろなことを注文していて，結局はダンスが踊れなくなる。
　無理なことを結構いっぱい言っているかもしれません。「パンがなければ，ブリオッシュを食べなさい」，あるいは「いつもホームランばかり期待する」ことをしているのではないでしょうか。
　こうした支援を「座布団型支援」といいます。座布団を重ねるように，訓練，訓練，また訓練を強いるという意味です。これは例えば機械体操の手順を覚えるといったことに関しては，非常にいい訓練なんです。なぜかというと，機械体操は，一つの技術の上に次のものが重なっていかなくてはいけない技術だからです。フィギュアスケートもそうか

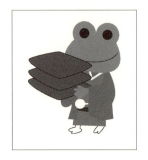 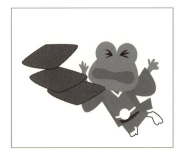

もしれません。だから，これは意味はあるのですが，精神科の患者さんの支援にとって座布団型支援というのは，どうでしょうか。「これができたら次はこれね」といって重ねていき，目標に達するまで数年かかって，「もうやめたいんです」とならないでしょうか。

　上は TV の『笑点』みたいなイラストです。座布団を持っていくのはいいのですが，座布団を運ぶと，つまずくんです。なぜつまずくか？いろいろあります。重たいこと，自分の前が見えないこと，それから着物の裾を踏んでしまうこと。この着物は，私たちの着せた「患者さんはこうあるべきだ」という衣装なのかもしれません。

7．自己決定の美辞麗句

　そんな中でいわれるのが「自己決定」ということです。
　SDM（shared decision making）という用語があります。最近よく引き合いに出される用語で，治療法の提示をするときに使われます。SDM に必要なこととして，次のようなことがいわれています。

> ・SDM には医師と患者が参加し，情報を互いに共有し，好ましい治療について段階的にコンセンサスを形成しながら，行うべき治療に合意するという過程が必要である。

・SDM は informed consent（IC）を一歩進めた概念で，IC が有効であるためには，必要な情報の開示，判断能力，自発的決定の三つの要件が必要で，SDM に際しては患者が一定程度の判断能力を備えている必要がある。

　確かに，このようにして治療法を決めていくということは必要です。
　でも，患者さんが，判断能力とか，自発的な決定能力を持っていたとしても，果たしてこれをそのまま鵜呑みにしていいのだろうかということもあります。もしかしたら疑問がつくかもしれません。
　先ほどの内海健の『精神科臨床とは何か』という本に，次のようなことが書かれています。

　「わかる」はわかったつもり，ひとりよがりの同情などに，「わからない」は関心の放棄や切り捨てに，容易に逸してしまいます。
　この疾患の歴史は「わからない」で彩られています。自閉，感情鈍麻，拒絶といった忌まわしい表現が教科書に書かれています。これは私にはどうみても，かつての権威的な医学的空間の中に患者が引っ張り出され，それによってつくり出された部分が，相当占めるのではないかと思われるのです。
　それが，あたかも最初からこれらの症状が，客観的に患者の中にあるかのように書かれています。

　　　　　　　　　　　　　　　　　　　　（下線は筆者による）

　私は，これはすごく示唆に富む文だと思います。医学的空間の中に，知の空間に患者さんが引っ張り出される。昔の解剖学の教室というのはこうでした。
　次ページの写真はヨーロッパ最古の解剖学の教室で，テアトロ・アナトミコといいます。真ん中で患者さんの解剖が行われ，周りで医学生が

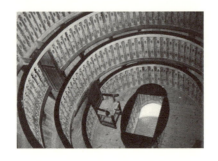

立って見ているのでしょう。

ハーバード大学にもメディカルスクールにもエーテル・ルームという言い方があって，麻酔の教室もこんな感じです。

私たちはSDMということを考えていかねばなりません。でもそれを論じるためには，患者さんの中でどんな心理的な了解事項があったのかを考えないとならない。でも，それは本当にあったのではなくて，私たちが今この段階で勝手に押しつけているものかもしれない。そういうことも考えないといけないということです。

SDMの歴史はこのように変わってきています（図3-1）。

1950年代はパターナリズムという言い方をしました。これは専門家が圧倒的に知識を持っていて，患者さんはそれに従えという形です。治療決定の責任は専門家のものです。

それから，インフォームド・コンセントの語源は，1947年のヘルシンキ宣言で出ています。そして，1960年代には，インフォームド・コンセントが実際に行われるようになりました。専門家が治療内容を患者さんに勧めます。患者さんがイエスかノーで回答します。インフォームド・チョイスも同じかもしれませんが，医師はすべての治療情報について患者さんに伝えます。患者さんは，その情報を元に自身で判断し，治療法を決定します。「情報は差しあげました。あなたが同意したのだから，責任はあなたですよ」ということでしょうか。治療決定の責任は患者さんで，あなたが決めたのですよねとなる。「医師に従え」よりもいいかもしれませんが。

SDMというのは2000年代以降の話になります。医師は，すべての

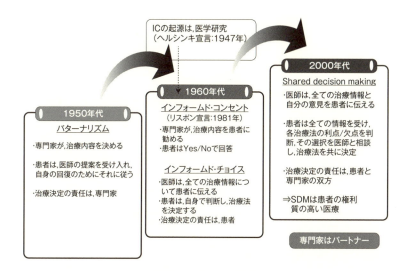

図 3-1　SDM の歴史

治療情報と自分の意見を患者さんに伝えます。患者さんはそれを受け，各治療法の利点／欠点を判断し，その選択を医師と相談し，治療法を共に決定します。ここの，一緒に考えていくという協調の過程が SDM の真骨頂になります。しかし，そうすると SDM には患者さんの権利と質の高い医療が必要となります。治療決定の際には，どちらか一方ではなく，両方が関わっていくわけです。

　決定するためには，患者さんの中にどういう心理的な了解があり，心理的な動揺があったかということもわからないと，難しいかもしれません。私たちは，SDM という用語を使われると，新しい概念，新しい用語なので，一も二もなく飛びつきますが，本当にそうなのかということを一歩立ち止まって考えないとなりません。

　いまのところは医学の話ですが，精神保健福祉領域においての SDM（表 3-2）の話もしましょう。

　SDM の最終ゴールは，リカバリーを促進することです。SDM のキー概念や SDM の定義はこれから大切になりますが，これが本当に患者さ

表 3-2　精神保健福祉領域における SDM

SDM のゴール 　　当事者のリカバリーの促進
SDM のキー概念 　　1）当事者参加　2）エンパワメント　3）パーソン・センタード 　　4）自己ケアマネジメント　5）当事者の活性化
精神科医療における SDM の定義 　　「少なくとも2人の人間（サービス提供者と利用者）が，情報を共有し，（支援の）選択肢や利用者の好み，サービス提供者の責任を議論し，共に今後の行動（支援内容）について，両者が合意するための相互作用的なプロセス」

(United States Department of Health and Human Services, 2011; 福井, 2010)

んの当事者性や意思決定を保証しているかどうかというのは，少し括弧にいれて考えましょう。

　繰り返しになりますが，医療における decision making には三つの方法があります（図 3-2）。

　伝統的医療モデルは，治療に限定された情報だけを伝えて，医師の判断で最良の選択をする。患者さんは受け身。伝達の方向は一方方向です。知識を持っている人が知識を持っていない人に伝える。ヒエラルキーがあります。責任は医師にあります。誤った決定がなされた場合には訴えられるリスクが高くなります。

　インフォームド・チョイスは，医師の役割はどちらかというと受け身的です。すべての情報と治療可能性を患者さんに伝えます。そのうえで，推奨，これをしましょうというのは控えて，決定はしません。決定をするのはすべての情報を受けた患者さんです。情報の伝達の方向は，医師から患者さんにあり，医師は誤った決定で訴えられるリスクは低いといえます。保身のための方法として，インフォームド・コンセントをする場合も多いかなと思います。

　SDM の方向は両方向です。責任は医師と患者さん，双方にあります。これはとてもいいかもしれませんが，本当に患者さんに対して，患

	伝統的医学モデル (paternalistic model)	Shared decision making	Informed choice
医師の役割	Active: 患者に限定された情報だけを伝え，最良の治療法を選択する。	Active: 全ての情報と治療可能性を伝える。ある選択の推奨可。共に治療法を決定。	Passive: 全ての情報と治療可能性を患者に伝える。推奨は控える。決定はしない。
患者の役割	Passive: 医師の提案を受け入れ，自身の回復のためにそれに従う。	Active: 全ての情報を受け，各治療法の利点欠点を判断，その選択を医師と相談し，治療法を共に決定。	Active: 全ての情報を受け，医師の意見に影響されずに選択し，自身で判断し，治療法を決定する。
情報の流れ	One way: 医師 ⇒ 患者	Bi-directional: 医師 ⇔ 患者	One way: 医師 ⇒ 患者
決定の責任	責任は医師にある。誤った決定がなされた場合には訴えられるリスクが高い。	責任は医師と患者にある。	責任は患者にある。医師は誤った決定で訴えられるリスクは低い。

図 3-2　医療における decision making の 3 つの方法
(Hamann, J. et al.: Acta. Psychiatr. Scand., 107(6): 403-409, 2003)（一部修正）

者さんが十分に考えられているということの保証はまだないわけです。だから，SDM ということを考える場合に，これはどんな治療にもあたりますが，ぜひその弊害も考えていただきたいと思います。

例えば，統合失調症と SDM では次のようなことが言われています。

・患者の身体的，精神的，社会的状況，そして人生への希望はそれぞれ異なり，自分の治療目標の選択プロセスにかかわりたいという希望もある
・統合失調症治療モデルはメディカルモデルから，リハビリテーション／リカバリーモデルに拡大しようとしており，より多様で個別的な目標への取り組みが求められている
・治療方針決定プロセスの中に患者や家族を取り込み，個々に合わせた目標設定をすることは，治療からの離脱を減少させるためにも重要である

こうしたことも，私たちは一方的に押しつけているのではないかということが頭のどこかにないと，SDMの形をなぞっただけの嘘の支援をしていることになります。
　デイケアでは，よくメンバーに，メンバーが治っていく過程で必ずやって欲しいことを次のように言っています。「スタッフをだます，だしぬく，悪口を言う」ということです。これができるかがものすごく大事になります。
　「だます」というのは肯定的な意味で使っているのですが，だますということは自分の権利を優先することです。相手がどう思うかということを考える力がないとだませません。「だしぬく」というのは，自分の事情を優先するということなので，これも相手の力量や自分の力量とかがわかっていないとできません。「悪口を言う」は，第1講で述べたように，医療スタッフは小さな権力者です。権力者に対して悪口を言う。昔だったら，権力に対して悪口を言うと，即刻処刑ものです。しかし，デイケアの中では，小権力者が小権力者として機能しなくなるということになります。
　「だます，だしぬく，悪口を言う」。これは患者さんの回復のバロメーターと考えていいと思います。一方でしばしば，私たちは患者さんにだまされたり，だしぬかれたり，悪口を言われたりすると，陰性感情が芽生えるということがあります。陰性感情が芽生える背景には，権力者として振る舞っていたことがあるかもしれない。それを思っておかないと，問題の多い患者さんとか，操作する患者さんということにしてしまいます。ですから，「だます，だしぬく，悪口を言う」というのは，とっても良いことばかなと思います。

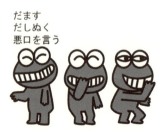

第3講 summary

　この講では，集団に入っていくことの困難さをみています。「Saliency」とか，「Umwelt」という用語を使いました。人が新しい環境に入っていくときの問題点やクリアするべき点を述べてみました。具体的なプログラム例として「フラシエ」の話をしました。

　昨今の決まり文句の「自己決定」やSDMについても，少し疑問をもってみませんか？

第4講
ヒジョーシキ・デイケア
理論編

1. シェイクスピア「ヴェニスの商人」と
宮澤賢治「コペルニクス」

　最初は古典から引用します。シェイクスピアの『ヴェニスの商人』に，裁判官のポーシャのこんなセリフがあります。

> ポーシャ　それは許されぬ。ヴェニスのいかなる権力も，定まれる掟を動かす事はできない。それが前例として記録に残されようものなら，のちに，それを楯として次々に乱れが生じ，国を誤るもととなろう。到底できぬ事だ。

　前にイタリアの笑い話の，酔っ払いが明るいところばかりで鍵を探しているという話をしました。それは，古いいろいろなやり方から前例を変えることができないということを意味しています。私たちは前例があるからということで，そこから一歩も抜けていないのです。これは『ヴェニスの商人』の法律を守るということと同じで，私たちはここから脱しなければ，新しいことができないのです。
　もう少し引用をしましょう。1927年の宮澤賢治の『詩　ノート』にこんなことが書かれています。

新しい時代のコペルニクスよ
　　余りに重苦しい重力の法則から
　　この銀河系統を解き放て

　激を飛ばすような文章です。変わらないものに対して，重苦しい重力の法則という表現を行い，決まりきった慣習から逃れよう，言い換えてみればリハビリテーションの十年一日のやり方から，患者さんのリカバリーを支援する方法論を解き放つ必要があります。ピアに期待するのは，こういうところもあるのです。コペルニクスは，世界の概念を大きく変えた人です。こんなふうにして，ピアが入っていくことの意味や，明るいところばかり探すリハビリテーションを見直すこと，前の人がやっていたからというだけのリハビリテーションをやめていく，これらはひとつのきっかけになると思います。

2. るえか（rueca）を定義すると

　青土社の『ユリイカ』や『現代思想』の編集長をしていた三浦雅士が「雑誌」のことを次のように書いていました。私はそれをデイケアに置き換えてみました。

　　元気のある"デイケア"のプログラム表は，どこか朝の市場に似ています。
　　しかし，それがそこにあるのは，様々な idea を作って来たスタッフの力ではないか，と思います。
　　"デイケア"は交通に似ている。

　元気のあるデイケアは，朝市のようにいろいろなものが交じり合うところです。アイデアはスタッフだけでなく，ピアのアイデアも活かさな

るえか式

```
r | Recovery
u | Unit        on
e | Educational
c | Community
a | Approach
```

くてはいけないと思います。

　「るえか」は，私たちのデイケアの名前です。これはクリニックを作るより前に作った名称です。いまだに覚えていますが，木村副院長と一緒に車で走っていて，名称をどうすると話していたときに，"かえる"の逆でいいんじゃないということになったのです。でも，それだけではなく，理念も組み入れたいと思い，英語表記も考えました。それが上に示したものです。

　Education の部分，心理教育と家族教室をちゃんとやっていく。そして，Community の部分，地域で暮らすということを主眼においたリカバリーのためのチームだということです。これは今から 10 年以上前の話ですが，そのときからずっと一貫しており，今も変わっていません。

　もう少し掘り下げて「るえか」の理念の話をします。
　精神科リハビリテーションって何でしょうか。
　例えば魚が食べたいときに何をもらいますか？

　　　　　　　　「魚をもらう」

簡単ですが，くれる人がいなかったらどうなるでしょう？
　「るえか」では，魚が食べたいときには，

　　　　　　　「釣りざおをもらう」

ということを目指しています。

「釣りざお」というのは比喩ですが，SSTや心理教育を含めた自己対処の力をさします。「釣りざおをもらう決意」をしてもらいます。

そして，使い方や釣り方を教えてもらいます。それに加えて調理方法も教えてもらわないと魚は食べられません。面倒だけれども，釣り方と料理方法を教えてもらえれば自立できるようになります。

これが，るえかの基本方針です。最初に，place oriented DC, person oriented DC という話をしましたが，ここからが，program oriented DC になります。教えてもらえばできるようになる。確かに，面倒でトラブルもあります。だけど，これをしないと，患者さんはそのスタッフがいなくなったら，何もできなくなってしまいます。精神科の医療というのは，あらかじめ依存ということを織り込んだ治療をしなくてはいけないということもあります。でも，依存が過度になってしまうと，自立できないという二律背反があります。釣り方や調理方法を教え込んでも手放したタイミングが悪く，患者さんの状態が動揺してしまったということも，今までの経験の中ではあります。だから，そこは慎重にしないといけないのですが，やらなければいけないことは調理方法を教えることです。Program oriented DC にうまく移行していくことです。

デイケアの中では，desire と needs と demand という三つの要素があります（図4-1）。

Desire というのは，「お腹が空いたのなら，とりあえず食べてね」ということで，居場所としてのデイケアかもしれません。その後に楽しいことをしていたりすると，desire から needs に変わります。お腹が満たされたので，今度はチョコレートが食べたい。楽しいプログラムです。ここまでが今までのデイケアです。

居場所のデイケアというのは，少しネガティブなニュアンスがありま

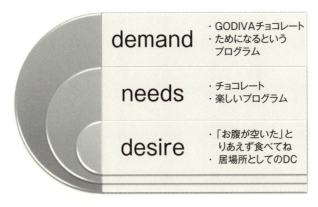

図 4-1　デイケアってどんなとこ？

すね。新陳代謝のないデイケア。ずっと同じメンバーがいるデイケアになってしまうという弊害があります。目標，ステップアップの兆しが見えない。その次に，楽しいプログラムをやっているのが，「お祭り的デイケア」「レクリエーションデイケア」といえるようなものです。「これがリハビリテーションですか？」という批判が出てきます。問題は，スタッフにとってこのタイプのデイケアが運営上一番楽だということです。外出プログラムをたくさん組んでいるデイケアというのは，このタイプかもしれません。治療的にデイケアを運営するためにはアセスメントが必要なのですが，これはアセスメントがあまりいらない。例えばバスの時刻と料金さえわかればいいから，ということで，スタッフのスキルが乏しいデイケアでは，このタイプのプログラムが多くなります。楽しいことをしているのはわかります。ですが，デイケアって本当にそれだけでいいのかなということがあります。

　Demand は，いわば GODIVA のチョコレートのようなものです。ためになるプログラム。これが program oriented DC です。ためになるというのはどういうことでしょうか。

　デイケアでお祭りやイベントなどをしますが，その中で委員会方式を

作ったり，グループを作ります。活動が人のためになっているというプログラムが入っています。GODIVA は高級チョコレートです。「お腹が空いた，ちょっといいものを食べたい」，これは「もっとためになることをしたい」という三層構造になります。ここまで来ると，本当の program oriented DC になり，はじめてセルフヘルプが可能になり，アクティビティが上がります。

　小さな権力を持っているスタッフがいるとき，衝突をするのもこの段階でしょうか。スタッフの意図と違ってくると，つい「〇〇さんは難しいメンバーさんであるから」とか，「あの人今調子が悪い」とか言ってしまうかもしれません。

　参加して良かったと思うこと。今困っていることへの解決につながったと感じること。自己肯定感が上がり，自分でなんとかしようという気持ちで満たされること。SST への参加が，自ら必要だと感じること。また，対人関係スキル獲得のために参加しようという気持ちが高まること。このように，なんらかの形で自分のためになるという実感をつくる。

　ためになるという実感を患者さん，メンバーは，自分でセルフモニタリングできないので，私たちスタッフは，こういうふうになっていましたねということをフィードバックしてあげなくてはいけません。

　2008 年に，新潟県南浜病院院内研修会に講演に行きました。座長は，新潟大学／南浜病院（当時）の後藤雅博だったのですが，最後の総評でこういうことばをいただきました。

　　「今日は，るえか式心理教育の話をしてもらったんだけれど，どこにも定義なんかなかったですよね。でも，定義はなかったけれど今日の話を聞いていて『あるもの』があった。
　　　皆さんは『愛』の反対語ってわかりますか？」

　このように言われました。答えは第 7 講で出てきます。確かに「るえ

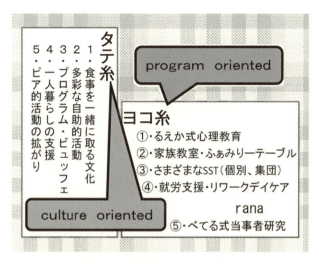

図4-2　デイケアのタテ糸とヨコ糸

か」に定義はありません。いろいろな仕掛け，ノウハウはいっぱいあるのですが，定義は特にはないのです。

3. タテ糸とヨコ糸

　デイケアのプログラムは，織物のようであるべきです（図4-2）。
　織物が織物として成立するためには，タテ糸とヨコ糸が必要です。ヨコ糸というのは program oriented DC です。心理教育や家族教室，SST，就労支援，当事者研究というような一つひとつのプログラムがこれにあたります。
　またタテ糸が必要です。食事を一緒に取る文化，多彩な自助的活動，プログラム・ビュッフェ，一人暮らしの支援，ピア的活動の拡がりといった culture oriented DC のタテ糸があってはじめて有効に機能するのです。
　相談を受けることがあります。「うちのデイケアでは SST を一生懸命

やっているんだけど全然根づかない。どうしたらいいのでしょうか」ということです。

「病棟でSSTを週2回やっているけど，全然根づいていない。どうしたらいいのでしょうか？」。

話を聞いて，だんだんとわかってきました。SSTは確かにプログラムとして行われています。けれども，SSTには1週間後とか次回までなどの宿題があります。その宿題をやってきて報告から始まるのがSSTの基本的な構造です。

あるSSTの場合です。「看護師さんに頼んでみましょう」という宿題が出ました。「頼んでみます。やってみます」と，皆さん宿題をもってSSTを終えます。ところが，いざ宿題を看護師に頼むと，「今，忙しいからダメ」と言われたりする。それではSSTが成り立たないわけです。

つまり，SSTをするためには，質問や依頼があったときに，それをちゃんと受け応えるという文化が必要です。相談者のデイケアでは，プログラムと文化が分離しているのです。そういうところは，いくらいろいろな心理教育を入れようとしてもなかなか根づきません。スキルも必要ですが，そのプログラムが成立できるような文化も作らないと，難しいということになります。

4. 「食べること」について

「るえか」では，食べるということをすごく大事にしています。10年前のデイケア発足の頃，デイケアで毎日，スタッフはメンバーと夕食を取っていました。

これはあえて行いました。グループの凝集性を作るときに，一緒にものを食べるというのは，すごくいいことなのです。よく「同じ釜の飯を食う」と言います。最初の段階で，デイケアがまだplace orientedだったときに，saliencyやUmweltをうまくやるために，まず行ったのはこ

ういうごはんを作り，とにかく一緒に食べることでした。
　食べるとき，人は基本的には平等です。
　フランクルの『夜と霧』を訳された霜山徳爾の『人間の限界』（岩波新書，1975）の中に，こういう一節があります。

　　乳児が最初に享けるもの
　　やわらかな乳房の肌からの愛情（なさけ）と，流れでる温かい乳

　人間は生まれると，食べるあるいは飲むということを始めます。
　スジャータということばを知っていますか。コーヒーミルクの名前に使われていますが，厳しい修行の結果，痩せ衰えたブッダに対して，乳粥（パヤス）を与えた。その娘の名前がスジャータです。
　私たちも，傷ついたときや困ったとき，ものを食べて落ち着くことがあると思います。
　霜山は次のようなことも書いています。

　　精神病院での食事時のもの悲しい光景は，ひごろはのろのろ動いている患者たちの恐ろしい速度の「早食い」である。

　　また精神分裂病者や老年性精神病者における，食物に毒が盛られていると確信している被害妄想は，人間学的には信頼というものの喪失のすさまじい表現に他ならない。

　これは，病院経験のある多くの方は納得されると思います。これは，食べることの本質に関わることです。ですから，デイケアでは，凝集性を高めること，「ちゃんと安心してごはんを食べられるよ」ということも大事なプログラムなのです。このようなことを言うと，食べもので釣っているという人もいます。でも，それは違います。食べるというこ

との本質は，人と人を結びつける。そのようなことをちゃんと考えていくと，食べるということの本当の意義がわかります。ですから，表層だけを見て「あそこのデイケアは食事で釣っているよ」という人が時々いますが，それはまったくの見当違いです。

こういう例もあります。一人で食事をすることを，個食という言い方をします。個＝イ＋固です。人が固くなって食べるということです。また，コンパニオン＝companion。コンパニオンは，本来は「仲間」という意味です。語源は，cum（共に）＋panis（パン）ということです。もともと仲間というのは同じものを食べている人なのです。

時代劇では，こんなセリフが聞かれます。

「越後屋，お前もワルじゃのう」
「へい，お代官さまのおっしゃる通りです」

こういうのを「悪党一味」と言います。悪党という文字はないほうがいいですが，「一味」というのは仲間という意味です。同じ味，同じものを食べていて，価値観や考え方が同じということです。

中川李枝子（作）・大村百合子（絵）の『いやいやえん』（福音館書店，1962）という絵本があります。こんな文章があります。

　こぐは，おにぎりです。こぐの，おにぎりは，ささでくるんであって，ごはんの中に，くるみと，どんぐりのほしたのがはいっていました。
　しげるが，たまごやきを<u>くれたので</u>，こぐも，くるみをひとかけ，<u>あげました</u>。

（下線は筆者による）

「あげて，もらう」ということが書かれています。このことを通して二人は仲良くなるのです。

食べ物を通して凝集性を持たせ，仲間を作るということは，リハビリテーションの最初の基本になります。

一方，私たちは，自分の意にそぐわないときに，「口にあわない」「いただけない」「のみこめない」と言います。これは全部，拒絶するときのことで，食べることに関係することばです。いかに食べるということが大事かということがわかります。

5. はらっぱ型デイケア vs. 遊園地型デイケア

これも大事な話です。「るえか」の行動指針のひとつです。

ルイ・ヴィトン表参道ビルや，ルイ・ヴィトンニューヨークを設計した建築家の青木淳に『原っぱと遊園地』（王国社，2004）という著作があります。これは，デイケアやリハビリテーションを考えるときに，「るえか」の基本的な指針となっています。

はらっぱというと，ドラえもんにもよく出てきますが，はらっぱには必ずといっていいほど，土管があります。土管は何になりますか？　まず，そこを上ったり下りたりする運動器具になります。それから，かくれんぼの場所になる。のび太くんがお母さんに怒られて宿題をせずにここに入ることができる。雨宿りもできる。ジャイアンのへたくそな歌のステージになる。一つの土管でも，使い方がいっぱいあります。

つまり，デイケアを考えるときに，その場所を使って何をするかということになります。たくさんのことができます。これを「はらっぱ型デイケア」という言い方をしましょう。はらっぱというのは，そこにいるメンバーによって自由に作り変えることができます。メンバーによって変わっていけるものがはらっぱ型デイケアです。ですから，自由度が高い。メンバーの嗜好性や自律性，リカバリーの度合いによって変わってきます。

それに対して，遊園地はとにかく楽しめます。だけど，決まったこと

しかできません。ジェットコースターで,「僕だけ立って乗っていいですか」ということは,絶対許されません。安全装置があって,確認をされる。その代わりある程度,過激なこともできます。ここには必ず安全性の管理が入ります。「遊園地型デイケア」というのは,プログラムはたくさんありますが,管理や監視が強くなるデイケアになります。

　はらっぱ型デイケアと,遊園地型デイケアの二つがあることを理解し,そのバランスがよくなるように工夫することです。例えば,初めて入ってくるような人たちのデイケアは遊園地型デイケアがいい。これはある程度スタッフが黒子になる,スタッフ主導のプログラムです。まず配慮するべきことは,安全管理です。そして,随分と成熟してきたデイケアであれば,はらっぱ型デイケアでメンバーの自主性に任せたようなデイケアのほうがよい。

　このように,いくつかのデイケアの構造をもっておくと,精神科リハビリテーションを豊かにします。

　単なる小枝でも,持っていればいろいろな使い方ができます。あるときは,ムチになるかもしれない。それから,草原に行くと,蛇除けになるかもしれない。これを使って砂浜に字を書くことができるかもしれない。寒くなれば薪になるかもしれない。こういうふうにして,一つのものがいくつもの使い方に変わるということもとても大事です。デイケア,リハビリテーションの面白さは,与えられた条件の中から,いくつものプログラムを作れるということにあります。

　レヴィ＝ストロース（Lévi-Strauss, C., 1908-2009）という文化人類学者は,ブリコラージュといういい方をしました。「器用仕事」と訳されることもあります。そこにあるものを使う中で,発展性,多様性を持たせるということです。

　「るえか」の基本的な方針ははらっぱ型デイケアです。そして,はらっぱ型デイケアを実践するために,スタッフのアイデアによって,このように小枝がたくさんのプログラムになっています。いろいろなプロ

第4講 ヒジョーシキ・デイケア 理論編　85

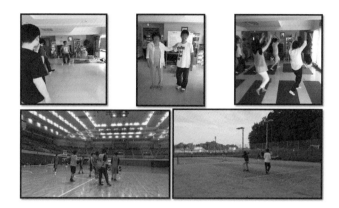

グラムがあり，古いプログラム，昔からのプログラムもちゃんと使う。そして，新しいプログラムも入れることによって多様性（diversity）が生まれます。

「るえか」はスポーツ・プログラムが得意です。なかでも，フットサルが一番得意だと思います。

フットサルという競争的な運動強度の高いプログラムが一つだけだと，スポーツをしたいけども，その競争的なプログラムに参加できない人はデイケアに来られなくなってしまいます。ですから，スポーツではいくつかのバリエーションを作ります。より負荷が強いバスケットやテニス。負荷がより軽いボディハーモニー。そして，高齢者向けには，ラバーボールを踏んでストレッチをするプログラムも作っています。同じスポーツのプログラムでも低強度なものから高強度なものをたくさん作る，つまり多様性を持たせることによって，負荷が軽いものしかできない人も，競争的なスポーツをしたい人も排除することがなくなります。

プログラムを作るときには，たくさんのものを一緒に作るとよいでしょう。プログラムの多様性ができると，いろいろな人がしっかりデイケアに参加できます。「一つを作るときには同時にいくつも」です。

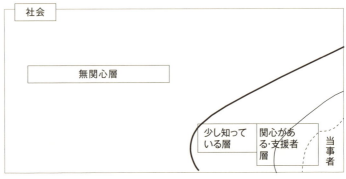

図 4-3　当事者が位置するところ

6. すべてのプログラムは社会に通ずる
　　～オープンエンドのプログラム～

　最終目標は，患者さんが「一人で暮らす，地域で暮らす，自分で何とかする」ということでした。それは，社会に戻るということですから，デイケアの中だけでコツコツしてもあまり大きな成果はあがらないわけです。最終的に地域に出て行くことをめざします。

　当事者が位置するところは，図 4-3 のようになります。

　社会の中に，当事者がいて，関心がある支援者がいます。しかし，社会の中では，圧倒的に無関心の人が多いわけです。これが，当事者が置かれている位置となります。

　千葉県の詩人・八木重吉（1898-1927）を引きます。「雲」という詩です。

　　くものある日
　　くもはかなしい
　　くものない日
　　そらはさびしい

雲というのを，障がいに例えます。障がい者はいろいろな意味で，悲しい思いをしているかもしれない。だけど，そういう障がい者たちがちゃんといないと，空自身は豊かな景観を持てない。これは共生とか，いろいろなことを考えるのに適した詩ではないかと思います。

私自身は，バリアフリーやユニバーサルデザインに基本的には賛成ですが無条件に良いとも思っていません。もちろん，基本的には自分で多くのことができることは，良いことだと思っています。しかし，それによって障がい者が，他の人の援助を受ける機会が少なくなります。ある程度不便な世界のほうが，接触体験は多くなります。

デイケアの中で，プログラムを完結するのではなくて，外へ出て行くということが必要です。でも，それが前に述べたように「お祭り的デイケア」だけになってもいけない。外に出て行くには，出て行くための目的と結果をちゃんとスタッフは考えておかないといけない。デイケアの中でいろいろなことをやるのもいいですが，でもそれではオープンエンドのプログラムにならない。社会に戻っていかないわけです。

「NIMBY」ということばがあります。

これは「not in my backyard」の頭文字です。Backyardは裏庭という意味です。ですから，自分のうちの近くを意味します。近くにあって欲しくないものということです。これは葬儀場であったり，精神科の病院であったりです。社会には必要なのだけど，自分の家の近くにはあって欲しくない。それがNIMBYです。

私たちがまず始めたのが「地域でお金を使う」ということです。最初にデイケアを作ったときに，私たちは患者さんにお願いをしました。もし，患者さんが南流山駅からひだクリニックだけに向かって何も通過せずに来たら，それは地域にとっては，

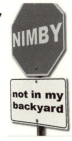

毎年秋　南流山地域懇話会開催　（毎年６０〜７０名）
(平日18:30〜20:30)

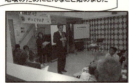
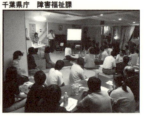

全71名　今年実績
　（スタッフ，メンバー含む）
近隣事業所
　（不動産・ファミレス・小僧寿し・コンビニ）
町内自治会（1丁目〜4丁目）
民生委員　流山商工会議所
市役所障害者支援課（流山市・柏市）
地域支援センター
調剤薬局
千葉県庁　障害福祉課

2006年
地域のためにこんなこと始めました

クリニックに通院する患者さんにしか過ぎません。ですが，駅前のコンビニで買い物をしたり，ファミレスでご飯を食べたりすれば，「地域でお金を使う」ことになります。そうすると，その瞬間から患者さんではなく「お客さん」になります。つまり，地域で生活するためには，地域に対して，地域も得することをしないといけない。これが「お客さん」ということです。

　まずは，買い物，毎日の中から無理なくできることからやっていきました。タバコを買うなら「近くのコンビニで買ってね」というのを始めたのが，デイケアの最初期からです。

　これが今に続き，地域に対してできることを10年間以上続けてきました。「あなたは患者さんだけではなくて，地域のお客さんになる」。これをしっかり覚えてもらうということが，地域とやっていく方法です。これは，どこのデイケア，どこの事業所でもすぐできますので，ぜひ，やっていただきたいと思います。少しずつ見方が変わってきます。

　そういうことをやっている中で，2006年から毎年，地域懇談会を始めました（写真）。不動産屋さん，町内会長さんなどいろいろな方がいらっしゃいます。毎年60〜70名が集まっています。

第4講　ヒジョーシキ・デイケア 理論編　89

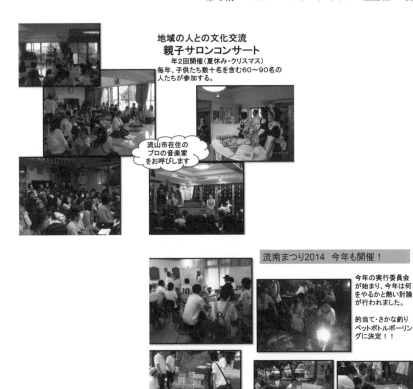

　また，上の写真は，年2回開催している親子サロンコンサートの様子です。

　地域の人たちは，私たちに対して最初は疑問視をしていたと思います。大人の感情はなかなか変えられません。ですが，子どものうちなら変えていけるかもしれない。子どもの頃，毎年お母さんと一緒に聞いていた夏のコンサートって，あれ精神科の医療機関の中だったんだねということになってくると，この子たちの偏見は少し薄れるかもしれない。これは，未来に対する先行投資だと思っています。

　下の写真は町内会が主宰する「流南まつり」というものです。ここに

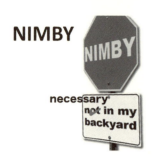

は，近所の子どもたちがいっぱい来ています。子どもたちは相手をしてくれている人が，統合失調症かどうかは関係ありません。面白いことを提供してくれるお兄さん，お姉さんなのです。それで十分です。

秋には運動会にも参加しています。400名以上の地域の方が参加します。だれがメンバーで，だれが地域の人か全然わかりません。こういうのが地域で暮らすということでしょうか。

統合失調症の患者さんの相手をするのは私たち医療機関のスタッフです。でも，彼らが最終的に帰る場所は地元の地域です。

このような地域でのイベントをやっていると，NIMBY（not in my backyard）のNもnotではなくて，necessary in my backyardになり，地域に必要とされるということになります。

こういうことを実践していくのが，最終的な精神障がい者のリハビリテーションの目標になると思います。

7. 信頼（confidence）と信用（credit）の違い

信頼（confidence）と信用（credit）の違いはわかりますか？

幸いなことに，私はとりあえず収入がありますので，クレジットカードを作れます。でも，それは私の返済能力を信用しているのであって，私の人格を信頼しているわけではありません。クレジットカードは信用カードです。つまり，私の支払い能力を信用しているのです。私の人格を信頼してカードを発行してくれるわけではないのです。

信用とは，過去の実績や成績を見て「この人なら大丈夫そう」と判断することです。一方，信頼とは，信じて頼ること。「この人に任せてお

けば大丈夫だろう」と，未来に対する期待といったものや，精神的な安心を伴うことが多いということになります。

　私たちデイケアのスタッフがメンバーに託さなければいけないのは，信用でしょうか？　信頼でしょうか？

　当然，信頼です。信用というのは，限定された私たちのメンバーに対する期待ですが，もっと広く考えないといけない。信頼ということがちゃんとできているのかどうかを考えないといけないと思います。

　グラミン銀行（Grameen bank）をご存知でしょうか？

　ムハマド・ユヌスという人がバングラディシュで 1983 年に作ったものです。貧困な女性たちにお金を貸し，経済を回すというシステムです。2006 年にノーベル平和賞を受賞しました。グラミンというのは小さな村という意味なので，村銀行みたいなものでしょうか。

　グラミン銀行は，顧客に対し担保を求めない代わりに，顧客 5 人による互助グループをつくることが条件として求められます。これは，それぞれが他の 4 人の返済を助ける義務がありますが，連帯責任や連帯保証ではなく，他のメンバーに本人に代わっての支払いの義務は生じないそうです。

　これは，その人を周りの人がどれくらい信頼しているかというのを測る尺度なのだそうです。小さなグループを作り，お互いの信頼関係の中で，小さな経済を回していく。バングラディシュは貧しい国ですが，これを一つのモデルとしていて，マイクロ経済として成立しています。

　この中でお金を貸すことをマイクロクレジットという言い方をしていますが，女性が金銭や財産の管理をすることで，自分が今までさせてもらわなかったこと，してはいけなかったことができるようになる。そのことで，自分に自信がついてきて，自分でいろいろなことをやる気持ちが出てくる，自分でいろいろなことを決める能力が向上する。これが成功の要因です。

　これは，信頼の究極の形です。私たちは患者さんにお金を貸すことは

できませんが，少なくとも信頼という形は預けることができるかもしれません。

別の例ですが，災害復興経済を海外でいくつも行ってきた関西大学の永松伸吾という先生がいます。永松先生は自力復興に効果的であった方式「キャッシュ・フォー・ワーク（CFW）」という考え方を，東北大震災にも適応するべきだと提唱しました。

永松先生は，

「被災地にある資源とは何か。それは生き残った人々であり，彼らの連帯感や郷土愛，相互信頼などである」

と書いておられます。

これは単に寄付や援助を与えるということから災害からの復興が始まるのではなく，復興は住民自らの事業として，自らの活動によって行っていくことで，モノもヒトも同時に復興できていくという考えです。

メンバーは被災者ではありませんし，デイケアは被災地ではありません。しかし，上の文章はこのように言い換えることができます。

デイケアにある資源とは何か。それはメンバーであり，彼らの連帯感や場の力，相互信頼などである。

資源には遊園地は含まれていません。何にでも変化していく可能性があるはらっぱが，場の力なのです。

私たちがやらなくてはいけないのは，ようやく来られたデイケアのメンバーに，どれだけ信頼というものを乗せていけるかということになっていきます。

第4講 summary

　この講から,いよいよ精神科リハビリテーションの実践に入りました。「食べる」「工夫」「多様性」「信頼」などをキーワードに考えてみました。

　あたりまえの用語をイメージ豊かに,ゆるく考えてみれば,いろいろなアイデアがあるかもしれません。

　次の第5講では,そのアイデアを実践しているプログラムに入っていきます。

第5講
ヒジョーシキ・デイケア プログラム編

1. プログラム・ビュッフェ ～選ぶということの意味～

右はビュッフェをイラストにしたものです。ビュッフェにはたくさんの食べものがあります。自分で好きなものを取って食べるのがビュッフェの醍醐味です。真ん中の人はスパゲッティばかり食べています。左の人はピザを取った

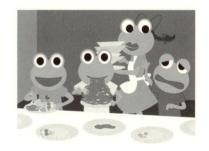

り，エビフライを取ったりしています。ちょっとずついろいろなもの，自分の好きなものを取っています。ビュッフェの使い方って，おそらく左の人のほうが理想的ですよね。

デイケアもいろいろなプログラムを用意して，その中で自分の目的に合わせてプログラムを選んでもらう考え方を，私たちの法人ではプログラム・ビュッフェと呼んでいます。

ですから，左の人は随分上級者です。右の人は逆に何を食べていいかわからないわけです。ですから，ウエイトレスに聞いています。

デイケアの中では，たくさんのプログラムを用意しておくということが重要ではないでしょうか。それぞれ人によってリカバリーの段階はさ

まざまです。Umwelt も全然違います。そうすると，その人に合った支援が必要になります。

　前講までで述べたように，この人は place oriented かもしれない。こっちの人はまだ person oriented かもしれない。こっちは，program もしくは purpose oriented の段階かもしれない。

　デイケアのメンバーは，デイケアに行ってプログラムを選べるでしょうか。選べない場合が多いですよね。画一されたプログラムが一つしかなくて，そこに入るしかない。そうすると，私たちが当たり前のようにやっている「選ぶ」ということも，メンバーは奪われているわけです。

　例えば，スポーツというプログラムがあっても，それがフットサルだけだとすると，高齢のメンバーはもうスポーツに入れないわけです。ですから，たくさんの中から選べるということが大事になります。これがプログラム・ビュッフェという考え方です。

　私たちのデイケアには，月に 84～90 種類のプログラムがあります。この中から好きなものをメンバーが選んでいきます。

　例えば，現在就労系のプログラムだけでも 16 種類ありますし，ミーティング系も 21 種類あります。ミーティング系の中でも SST にいたっては 12 種類もあります。その他，学習系や外出系，自助グループ系，イベント系，心理系，栄養系があります。この中から選んでいきます。

　私たちは常に選択して暮らしています。電車のルートも選択していますし，何を着るか，何を食べるかも選択しています。でも，メンバーたちはデイケアに来ても，プログラムが一個しかない。食べるものも一つに決まっている。そして，みんなで同じような給食を食べる。それでは，凝集性の獲得にはいいかもしれませんが，選ぶことの楽しさはありません。

　ですから，「選べるようにする」ということを，ぜひやっていただきたいと思います。

　プログラムを選ぶときの基準として参考になるのが，ハンガリー

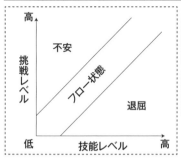

図 5-1　フロー理論

出身のアメリカの心理学者チクセントミハイ（Csikszentmihalyi, M., 1934-）のフロー理論（図 5-1）です。

　例えば，技能レベルの高い人が，挑戦レベルの低いプログラムをするのは退屈です。逆に，技能レベルの低い人が，挑戦レベルの高いプログラムをすると不安です。就労の準備ができていない人に，就労支援は不安です。就労する準備ができているメンバーに，ただの外出プログラムは退屈です。

　そうすると，プログラムを選ぶ際には，この真ん中のフロー状態のプログラムが，一番メンバーにはやりがいがあり，楽しいということになります。まさに，program oriented DC に近づきました。

　私たちはその人に合わせて，どのフローができるかということを提示しなければいけないということです。

2. プログラム・ビュッフェで生活保護を脱却

　プログラム・ビュッフェがうまくいった症例を挙げます。事実を歪曲し

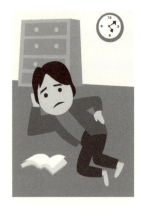

ない程度に修正・変更を加えています。

31歳Mさん，男性です。

高校生の頃，電車に乗っていて急に過呼吸を起こしました。その後，電車に乗れなくなり，行動の幅が狭くなっていきました。

20歳を過ぎた頃から周囲から悪口を言われてしまうように感じ，行動域が狭くなりました。被害妄想のパターンです。

そして，外出することができなくなり，自室で過ごしていました。近医クリニックを受診し，統合失調症と診断されました。本人は当院でデイケア参加のみをしていました。

この人のやりたかったことは，この状態にもかかわらず就労だったのです。できないかもしれないけど，そこを目指していました。ですが，うまくいきません。経済的問題もあり，生活保護を受けるようになりました。

口癖は，「たりぃ～」「どうでもいいんです」でした。

この人に対して，どんなプログラムをやってもらったか？

この人の最初の目的は，就労です。働きたいという夢がありました。しかし，技能レベルと挑戦レベルにギャップがありました。そこで，自分にとって興味のあるものから選んでもらいました。

スタッフと一緒にプログラム・ビュッフェから選んだプログラムは，バンド活動でした。

この人はもともと音楽が好きで，ギターもうまかったので，バンドの中でリーダーの役割を担うことができました。

デイケアでの発表会の日時をスタッフと交渉したり，お弁当手配などもしていました。

バンドの中でリーダーの役割ができてきます。同時にフットサルにも

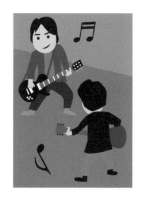 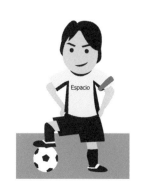

参加していましたが，ここでキャプテンになりました。

　フットサルは試合中にさまざまな変化があり，迅速に判断しなければ，試合には勝てません。

　統合失調症の患者さんは突然の変化に弱いところがあります。突然の変化に弱い人に，フットサルができるでしょうか。

　シーズンは半年以上にわたり，他のメンバーの就職，メンバー交代もあります。そういうことがあっても，リーダーとして流動的に対応できる力がだんだんついていきます。

　そうして自分だけでなく，他人のことも考えて動けるようになりました。

　私たちのフットサルチームは，「ガンバ大阪　スカンビオカップ大会」で全国優勝を6回していますが，彼はそのキャプテンも務めました。

　その後，彼は疑似就労グループにおいても，指示を出す立場になりました。自分のことのみならず，後輩を指導することで，自信がついていきました。現在はアルバイトに就き，生活保護を脱却しています。

　このケースから，私たちは何を学べるのでしょうか。彼は就職をしたいと希望して来ました。でも，その人に対して，私たちのやったこ

とは「急がば回れ」ではないですが，まず自分が楽しめることを提供するということでした。自分の挑戦レベルと技能レベルが合っているようなこと。それを設定しました。そうすることによって，結果的にこの人はアルバイトができるまでになったわけです。

プログラムがたくさんあるということは，そういう選択の幅が広がることを意味します。一つのプログラムだけが用意されており，就労プログラムしかなかった場合を考えると，おそらくそこで膠着状態になっていたかもしれません。

たくさんのものを用意しておいて，「選べるという環境」があることが非常にいいわけです。ただ，これはスタッフにはきついかもしれません。その人に合ったプログラムを考えなくてはならないからです。

ここで考えておいて欲しいことは，私たちが当たり前のように思っているたくさんの中から自分で選べるという環境が，患者さんには十分に与えられていないということもあるということです。

3．ピア・プレッシャー　〜一番大切なのは仲間の視線〜

もう一人，次はピア・プレッシャーということに関して，うまくいった症例を出します。

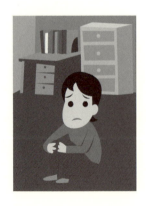

24歳Tさん，女性です。

小学校の頃から，いじめにあうことが多く友達は少なかったようです。高校2年生のとき，被害妄想にて発症しました。大学病院を初診し，統合失調症と診断されました。自閉的な生活が続き，服薬も「だるい」ということで，十分ではありませんでした。

当院デイケアを紹介されましたが，

第5講 ヒジョーシキ・デイケア プログラム編 101

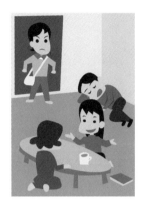 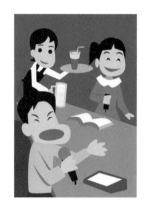

1, 2回来所したのみで継続参加にはなりませんでした。友達は少なく，自閉的な生活が続き，母親との衝突が多くありました。

あるときのことです。同じ頃デイケア見学にきた知り合いが就労支援を受けて，障がい者雇用枠で就労したことを知りました。医師や支援者がいくら言っても動かなかったのですが，この事実が彼女を動かします。そこで彼女は大きな決意でデイケアに来ることにしたのです。

しかし，それでも薬はなかなか飲めずにいました。だるさ，身体のこわばり，さらに月経不順が起こり，次の一歩が踏み出せません。意欲があるけれど，身体がついていかないという状態です。後日，振り返り，「もどかしくて悲しかった時期」と本人は話していました。

その後，何回か薬物療法の主剤を変更しました。フットサルにも参加し，体力もついてきました。

そして，カラオケ店で働くようになりました。

うつ病のリワークというのがあります。リワークは何の略かわかりますか。Return to work の略です。つまり，一回仕事をしている人が，うつ病によって仕事をやめてしまい，それを「元に戻すこと」です。そういう人たちは仕事のなんたるかがわかっているのです。しかし，統合失調症の患者さんでは，働いたことはおろかアルバイト経験もない人が

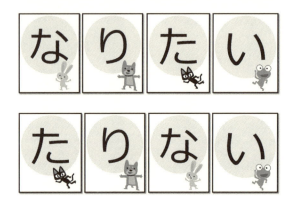

いっぱいいます。そういう人に対する就労支援のやり方と，働くということをわかっている人に対する就労支援のやり方は全然違うわけです。統合失調症の患者さんには，統合失調症の患者さん向けの就労支援のやり方を用意していないと当然失敗してしまいます。

　彼女にとってカラオケ店は初めての接客体験でしたので，失敗は多くありました。でも，7カ月間継続して働けました。仕事上での困りごとなどがある場合には，日曜日や夜間のデイナイトケアなどを利用し，「荷おろし」しながら継続しています。

　この人は，今はステップアップし，別の場所に勤めています。

　このケースから学ぶことは，「同じ頃デイケア見学にきた知り合いが就労支援を受けて，障がい者雇用枠で就労できたこと」。これがこの人のポイントです。見過ごしてしまいがちですが，私たちはここをどのように解釈するかが大切だと思います。

　「なりたい」ということばがあります。例えば，この女性の例でいうと，同じ頃働いていた同じ立場のあのメンバーのようになりたいという気持ちが生まれてきました。それがきっかけです。でも，この「なりたい」というためには，ことばのアナグラムなのですが，「た」と「な」を変えましょう。

表 5-1　リカバリーの 4 つの段階

---
① 希望
　大切なのは「目に見えるような，現実的で，根拠あるビジョン」としての希望。
② エンパワメント
　自分の生活の在り方を，自分自身で決めていけるようになる事。
　それを実現する過程を大切にした考え方で，「人が前に進んでいく為に必要なのは，自分の可能性と能力を感じる事」であり，大切なのは成功体験。
③ 自己責任
　リスクを抱える事と，その「失敗や過ちから学ぶ」事の大切さ。
④ 生活の中の有意義な役割
　一人の人間として担うべき「普通」の役割を引き受けていく事。

（丹羽真一 編『やさしい統合失調症の自己管理』医薬ジャーナル社，2013）

　つまり，自分を振り返ってみて，自分に何が「たりない」かということがわからないと，その次にいけません。

　これはけっこうきついことです。自分に「たりない」ことを見るということは，自分の弱点に向き合うことになるからです。しかし，就労支援ではこういうことをやらないといけません。

　このあたりを行っているデイケアは，この時点で program oriented DC か，purpose oriented DC になっていると思います。

　丹羽真一の『やさしい統合失調症の自己管理』（医薬ジャーナル社，2013）という本の中に，リカバリーの四つの段階が書かれています（表5-1）。

　ひとつは希望です。「大切なのは『目に見えるような，現実的で，根拠あるビジョン』としての希望」とあります。目に見え，現実的なことが重要なのです。同じような立場の人が，自分のやりたいことをやっている。少し先を行く先輩がいろいろなことをやっているのです。これを「ロールモデル」という言い方をします。

　ロールモデルがあることによって，自分たちがやっていこうというこ

とが見えてきます。デイケアに参加した人にとって，同じようなときに参加し，働いていて，今は自分の先を行く人というのは，とってもいいモデルになるのです。この流れを取ったのがピアです。

「あなたは就職しました，卒業しましたから，デイケアにはもう来なくていいですよ」というところがあります。それはまったく違います。そういう人が，たまにデイケアとかナイトケアに来ることができると，何が起こるのでしょうか。自分が頑張ったということのご褒美をもらえます。仲間からの賞賛です。そして，今まだその段階にない人はロールモデルとしての成功者と会うので，その人たちに良い影響を与えます。

卒業させるだけのデイケアではなく，卒業したらおしまいでもなく，卒業しても来られるというルートを作っておくと，残った人にも卒業した人にも，良い影響を与えることができます。このように，希望というのは具体的なことなのです。

これを，ピア・プレッシャーという言い方をします。「同調圧力」と訳してしまうと，何かいじめの構造と似てしまいますが，ピア・プレッシャーというのは肯定的な意味で考えています。自分と同じような立場で頑張っている人を見て，自分も頑張ろうと思う気持ちと考えてください。自分の中に出てくるやる気みたいなものです。そして，これは医師や支援者は提示することができないものなのです。

デイケアのメンバーを野球選手に例えてみます。

その中には，一軍選手，二軍選手，育成選手がいます。多くのデイケアは，もともとスタッフ人数が少なく，ギリギリでやっているところが多いようです。でも，就労させたい，就労していただきたいという希望がメンバーからもスタッフからもあります。では，この三つの集団のどこをプッシュすれば，能率良く全体のレベルが上がっていくでしょうか。

10年以上前，私たちが最初に就労の成功例を出したときには，戦略的にやりました。最初に就労に成功したメンバーはどの集団から出し

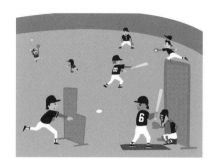 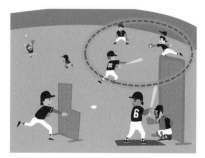

たと思いますか？

　それは二軍選手です。一軍選手のできている人たちが就職しても，あいつはできているからねと言われてしまいます。育成選手を育てるのも大切かもしれませんが，時間がかかります。そうすると，ちょっとできていないところもあるんだけど，大分できているという人たち（上のイラスト右で，点線で囲まれている人たち）を就労させるのが，一番能率がいい，と考えました。

　そうすると，一軍選手たちは焦ります。自分より下だと思っていた人が働くという「成功」を収めていると，追い抜かされたと思うし，育成選手は，あれくらいのレベルでも応援してくれると思う。

　二軍の選手を就労支援するということが，少ない人数でデイケアやリハビリテーションを回すときには能率的な考えになります。

　私たちの法人の多機能型事業所マーレでやっている「MARE THANK YOU CARD」というものがあります（次ページ上）。何かというと，「○○さん，ありがとうございます」とお礼を書くカードです。こういうものを，トークン・エコノミー（token economy）といいます。トークンというのは，スロットマシンの代用硬貨のことです。代用報酬といういい方をするのですが，「○○さんありがとうございます」と書いて，掲示することによって，他の人から見られている，他の人に対して自分を見てもらっているということをしっかりアピール

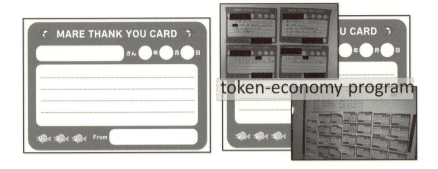

することができます。

　これの良いところは，THANK YOU と限定していることです。やってもらって感謝したことを書くわけですから，悪いことは書けない。このシステムはすごく良いと思います。こういうものをいろいろな事業所でやっていただくと，仲間の眼を意識しながら，仲間を作っていく役に立ちます。こうしたものを，トークン・エコノミー・プログラムと呼んでいます。

4．自助的グループは，プログラムの要
〜自助グループが必要なジジョー〜

　トヨタの元副社長で，世界的に有名になったトヨタ生産方式を体系化した大野耐一が，こういうことを言っていました。

　　マンアワーは計算できるが，マンパワーは計算できない。

　例えば，今 80 人の人が働いて，100 台の車を生産しているとします。これが急に 200 台生産しなくてはいけなくなったときに，何人，人が必要かと大野さんが部下に聞いたのです。部下は，100 台を作るのに 80 人必要なので，200 台作るのに 160 人欲しいと言った。それは当たり前

の話なのですが，大野さんは怒りました。それは人が働くマンアワーであって，その人がどれだけ頑張れるかということを考えていないじゃないかと言うのです。そういう逸話があります。

　少し歴史を振り返ります。
　1905年，ボストンでプラットがみた結核患者さんの自助グループが集団精神療法の始まりだということを述べました。それに対して，ピアサポートに関しては，文献があまり残っていません。1930年代のアルコール依存症の患者さんの支え合う会がピアサポーターの始まりだという人もいれば，1950年代からアメリカで起こった病院の閉鎖によって起こってしまった地域での問題からだという人もいます。
　精神疾患の経歴がある人の当事者運動は，1950年代から始まり，1960年代に活発となりました。1980年代には地域を作ろうとする動きとなり，1990年代にこころの病をどう克服していくのかという動きになったといわれています。
　セルフヘルプグループ（SHG）の歴史です。1963年に島根交友会ができ，1970年に北海道「すみれ会」ができました。このすみれ会に関わったのが，元千葉県知事の堂本暁子です。1971年には愛知県「0の会」，1976年には大阪府ガンバロー会，1978年には北海道回復者クラブどんぐりの会ができました。これが浦河べてるの家の前身になります。そして，1993年に，全国精神障がい者団体連合会（全精連）ができました。
　このように，セルフヘルプグループ（SHG）あるいはピアサポートの歴史は古いと言えます。2004年にソロモン（Solomon, P.）という人が，ピアサポートの種類を次のように分けています。

①セルフヘルプグループ
②インターネットサポートグループ

③ピアによる生活支援サービス
④ピアが運営するサービス
⑤ピアパートナーシップ
　当事者と専門職がパートナーシップを持った活動
⑥被用者としてのピア

　また，2004年に桃山学院大学の栄セツコは次のような「ピアサポート活動の定義」を出しています。

　　精神疾患の体験を基盤に，特に，時間や場所を限定せず，ありのままの自分の力を活かしながら，精神障がい者の日常生活における支援を行い，既存のホームヘルプサービスの不備な点を補完，検証，是正，改革する活動

　難しい表現ですが，時間や場所を限定せずと書いています。「ケアとは時間をあげること」という話をしました。限定しないからあげられるのです。場所は病院だけではありません。場合によっては，グループホームでもいいのです。ありのままの自分，病気であることを隠したりしない，そして自分の経験を活用する。精神障がい者の日常生活における支援を行うとも書いています。既存の不備を補完するともあります。短い文章ですが本質的なこと，要点をずばりと突いていると思います。

5. 処方箋は仲間三人　3×毎食後　～お助け隊参上～

　ここで処方の話をします。
　「こんな大量の薬物を毎日ずっと飲む気になりますか？」
　すごいキャプションですね。
　日本薬剤師会は2007年，薬剤師がケアを続ける在宅患者さん812人

第5講 ヒジョーシキ・デイケア プログラム編 109

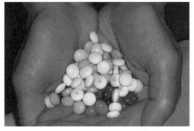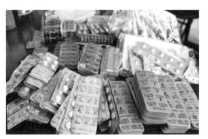

こんな大量の薬物を毎日ずっと飲む気になりますか？

- 漢方薬処方の伝統（緒方洪庵・適塾）
- 症状の数だけ処方
- 薬が貴重だった時代の経験則（サルファ剤）
- 薬の低い精度（リスク分散）
- 上級医からの指導
- 薬価差益

図 5-2　多剤併用療法傾向の理由

（中井久夫『治療文化と精神科医』1986）

の残薬を調査しました。その結果，患者さんの4割超に「飲み残し」「飲み忘れ」があり，1人あたり1カ月で3220円分が服用されていなかった。金額ベースでは処方された薬全体の24％にあたり，厚生労働省がまとめた75歳以上の患者さんの薬剤費から推計すると，残薬の総額は475億円になる，との報告です。

中井久夫が，日本はなぜ多剤大量療法かということを書いています（図5-2）。

「症状の数だけ処方する」とあります。「幻聴があるから，この薬。妄想があるからこの薬。抑うつ症状があるからこの薬。便秘をしている

からこの薬を2剤。手が震えてしまうから，抗パーキンソン剤を3剤」。そのように，どんどん増えていく。包括的に見ているわけではなく，症状の数だけ処方するのです。こういうのを「症状ターゲット処方」といいます。今は少なくなりましたが，昔の処方はこういう例が多かったと聞いています。

こういった皮肉をいうこともあります。処方は，症状によってだんだん増えていく。これを「バームクーヘン処方」。症状があったら叩く。これは「もぐら叩き処方」。

統合失調症の患者さんは病歴が長いので，前の先生の処方，もっと前の先生の処方と引き継いでいきます。それで，減らすのではなく，増やしていっていつのまにかできたのを「地層処方」といっています。地層の中にあるのは化石ですが，その患者さんの処方箋を見ると，なぜ処方されたのかわからない薬がいっぱい出てくるような感じになります。

神田橋條治はこんなことを言っています。

　　素人が好んで作る料理は，カレーライスとかピザとか，ゴチャゴチャして味が濃すぎる。
　　日本料理が一番難しい。包丁の錆びをよく落として，タオルでまな板を綺麗にして，サッと法蓮草を切る。ハイ，二杯酢とか，単味で勝負。素材を活かす。
　　ゴチャゴチャ沢山の薬を処方しているのは下手。

これは1970年代の話です。包丁の錆びをよく落としてというのは，診断の精度を上げろということでしょうか。そして，単剤処方にしろということで，実はこの頃からそんなふうに言われていたのです。

薬もだんだんふるいにかけていって，最後は単剤化できればいい。

商品名ですが，コントミン，ウインタミンという広く使われている薬があります。一般名はクロルプロマジンという薬です。1950年代から使

われており，今も使われています。とても良い薬なのですが，この薬が使われた目的は，sedation，鎮静です。コントミンというのは，コンコンと眠るからつけられた名称です。ウインタミンは冬眠のように眠る。それを考えると，確かにこの時代，患者さんの問題行動をとにかく少なくしようというのはしかたがなかったかもしれません。いまだに使われている薬ですし，必要な作用もあります。決して否定するものではないのですが，最初に作られた目的というのはまずは眠らせることでした。

1975年の『カッコーの巣の上で』という映画で，ロボトミーという手術が出てきます。ロボトミーというのは，1930年代に登場したものです。その頃は戦争の時代です。精神障がいの患者さんは，言い方は悪いのですが，戦争に対してはお荷物のような存在でした。その人たちに対して，良い薬もなかった時代なので，手っ取り早く脳外科の手術をして，脳の一部を切り取り，おとなしくさせようとしました。このあたりは倫理の問題もあり，おいそれとは言えないのですが，少なくともこの手術で多くの患者さんの脳が切られています。そして，一部には効果があったと言われています。この術式でノーベル賞も受賞しています。

もちろん，今，私たちはこういうことをするわけではありません。1975年に，日本精神神経学会がこういう精神外科を否定する決議を出していますので，それ以降は一切行われていません。これは，とても残酷な非人道的処置だと思います。

私たちが薬をたくさん使って患者さんを眠らせるということは，どうでしょうか。Phramacological lobotomy，薬理学的ロボトミーといいます。この外科手術をすれば，一生元には戻りません。不可逆的な変化を起こさせます。薬物療法は簡単に調整できますので可逆的な変化という差はありますが，とにかくおとなしくさせようという根本においては同じことではないかという疑問はもっていてください。

次ページに示すのは薬が強くて身体が動かないというイラストですが，すごいなと思います。

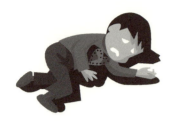
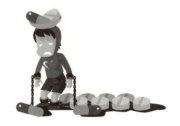

　次に，薬からピアのほうに話を持っていきたいと思います。「お助け隊」の話です。
　生活障がいの重篤度と症状の重篤度は必ずしも同じではありません。重なるところはありますが，違っています。
　図5-3にあるように精神症状が重たくて，生活障がいも重たいところを主に見るのは包括的地域生活支援プログラム（ACT）です。それに対して，生活の障がいが軽く，症状も軽い場合に見るのが，ホームヘルプです。訪問看護というのは，生活の障がいもありますが，どちらかというと医療主体のものです。そして，症状は軽いのだけれども，生活ができないところを見るのは訪問型生活訓練です。この四つの住み分けがあり，これが在宅に対するサービスに役立っています。

　ある統合失調症の女性患者さんが，自分の経験を6コママンガにしたのをp.114に示します。この中で考えていきましょう。
　一人暮らしの患者さんが一番恐れていることは，病気が悪くなることではなくて，一人で心細いということと，夜が長くてつらいということです。
　ソフト救急，ハード救急という用語があります（図5-4）。ハード救急というのは今すぐ入院しなくてはいけないような自傷他害の危険性が高い措置入院とか，夜間の警察介入などがある場合です。一方，夜一人だと物寂しい，だれかと話をしたい。パニック発作で動揺してしまう。

第5講 ヒジョーシキ・デイケア プログラム編 113

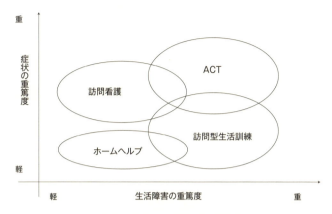

図 5-3 対象者とそれに対応する訪問系サービス
（平成 20 年度 訪問型生活訓練モデル調査研究事業報告書より）

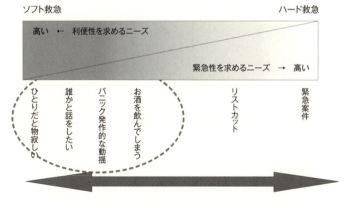

図 5-4 生活と症状のスペクトラム

　寂しくてしかたがないのでお酒を飲んでしまう。救急というかどうかはわかりませんが，多くの患者さんが夜間感じるようなつらさというのは，このソフト救急のほうです。
　これは必ずしも医療的な配慮がいるでしょうか。あまりいりません。でも，夜お酒を飲んでしまうなら，お酒が飲みたくなる前に，寝てしまいましょうということで，薬が増えます。パニック発作的な動揺があっ

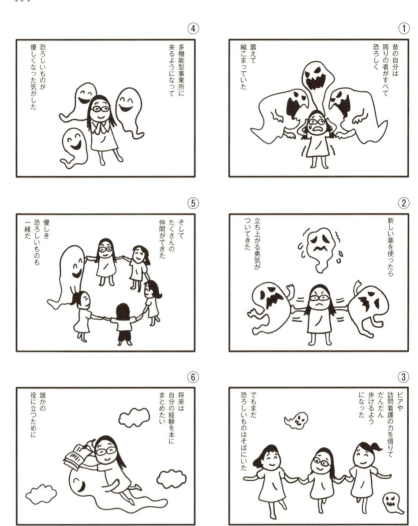

て怖いということなら，ベンゾジアゼピン系の抗不安薬が増えてしまいます。

　本来，こうしたことは，薬で解決するところではないのですが，薬で解決するほうが楽だったのです。だから，先ほど述べたように，薬のて

んこ盛り状態だし，バームクーヘン処方だし，モグラ叩き処方だし，地層処方だったわけです。

　それでは，このソフト救急のところを担うのは何か。「世話人は第二の救急外来」ということです。世話人の人は，救急外来をしてくれる。この救急外来は薬を出す救急外来ではなくて，「時間をあげる」救急外来です。

　そうすると，薬を増やすのではなく，薬を減らすことができるということになります。この切るはさみの役割をするのがピアです。ピアで全部は解決できませんが，今まで症状があるたびに薬を増やしていたというところを考えると，このピアが持つ意味というのはすごくよくわかると思います。

6．ゆらげ専門性　〜自分の専門家は誰？〜

　知識と知恵があります。知識というのは，医学などの専門知識をここでは指します。知恵というのは生活の中での工夫です。

　下のイラストのように傾斜がある場合には，カエルは木のベッドでゆっくり寝ることができません。専門家とピアの話もそうです。専門家とピアで傾斜がついてしまうと，非常に眠りにくい。

　知識と知恵は本来同じもののはずです。知識というのは，医学の知識でいうと，薬の作用や副作用がどうかといったことでしょうか。でも，医師は，生活の知恵は持っていないのです。私も正直，患者さんがどのような生活をしているのかわかりません。せいぜい診察室の中でしか患者さんのことを見

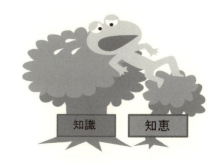

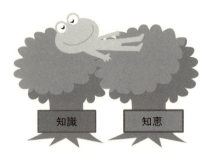

ることができない場合が多いですから，知識は持っていても，患者さんの生活の知恵は持っていないのです。この知恵を一番持っているのは，同じようなメンバー同士です。

知識は大切ですが，知恵よりも優れているとは限らない。医師は統合失調症の治療の専門家だとしても，○○さんという一人の人間の専門家ではないのです。○○さんという一人の人間の専門家はほかならぬ本人です。ですから，この知識と知恵のわきまえがないといけないと思っています。そうなると，専門家とピアというのは基本的に同等であるということになります。カエルもベッドから落ちない。「ピアの力」を再発見するというのはこういうことなのです。

　私たちの法人施設である多機能型事業所マーレでの話をします。
　マーレにすごく臭い人が来ました。
　この人に対して，ピアは何をしたか。
　彼は，生活環境が良くないので，お風呂に入るのがおっくうだと言いました。そこで，そんなふうにおっくうならということで，抗うつ薬が処方されました。でも，いくら抗うつ薬を増やしても，この人は外に出ることはできないし，お風呂にも入れません。

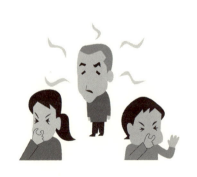

　そこで，マーレのスタッフは何をやったか。
　この人を中心に，みんなでお風呂に入ろうという「お風呂

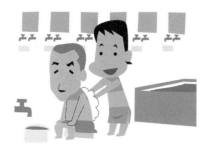 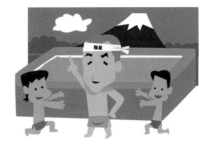

隊」をつくったのです。

　すごいですね。そして，背中を流す。前ページ下のイラストだと，この人が悪いんです。しかし上のイラスト左のように，お風呂ではこの人も同じ一列に並び，この人の悪さは目立たない。メンバーの中の一人になってしまうんです。

　しかも，もっとすごかったのは，この人をお風呂隊の隊長にしてしまったことです（イラスト右）。そうすると，彼が他の人も連れてくるようになる。これが知恵なんです。

　彼に役目を与え，お風呂隊の隊長になると，スーパー銭湯に行く回数が増えるということはまったく考えていませんでした。

　医師は薬主体で考えるのが常なのですが，こんなふうにできるということも一つの例です。これは知恵と知識の，知恵が勝ったほうの例になります。私は，これはすばらしいと思いました。

　話は変わりますが，飛行機の格納庫のことを，英語で hanger と呼びます。飛行機の整備士がここに集っているのですが，そこで話すことをhanger meeting といいます。つまり，一人の人がいろいろな路線を担当するわけではないから，こんな路線でこんなことがあったよとか，こんな大気のときには，こんなふうに運行したらいいよみたいなことを，雑談の形で話します。格納庫（hanger）でのミーティングなので，こ

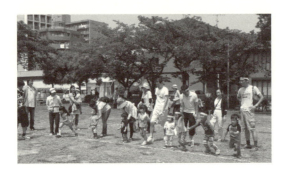

れを hanger meeting といいます。航空業界の用語です。
　私は，これは面白いと思っています。ちょっとことばを変えると，「雑談も集まれば，ノウハウになる」ということです。
　これは大事だと思います。ぜひ，むだ話の効力，雑談の意味ということも考えていただけたらと思います。こういった自由なむだ話をしておくと，「お風呂隊」のような発想の素地ができてくるのかもしれません。

7. 町中での活動　〜地域の人はみんながスタッフ〜

　上の写真は，クリニックがある地域で行っている運動会の様子です。この中には地域の人と私たちの医療スタッフとピアスタッフ，そしてメンバーがいます。だれがメンバーで誰がスタッフかはまったくわかりません。これが地域に暮らすことを象徴していると思います。

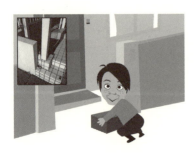

　こういう例があります。事実を歪曲しない程度に修正・変更

第 5 講 ヒジョーシキ・デイケア プログラム編 119

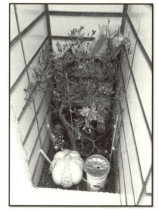 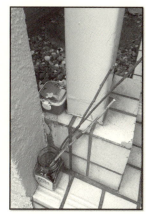

を加えています。

　統合失調症の女性患者さんです。彼女は一人暮らしを始めました。何とか頑張っているのですが，自分のことを周囲の人にわかってほしいと思ってある行動に出ます。

　隣のマンションに自分がここにいるということをわかってもらいたいのでしょう，モノを持っていきます。引っ越しそばの感じですね。最初は簡単なものだったのですが，段々エスカレートします。醤油，そして次には容器に熱帯魚が入っているんです。

　この人は自分のことをわかってほしいのです。自分がここに引っ越してきたので，あいさつの代わりのようなものです。もちろん，周囲は理解するわけがありません。だんだん進行し，最後は上の写真のようになりました。

　当然，隣の人は大激怒です。それで，ひだクリニックにこのマンションのオーナーさんが，怒鳴りに来ました。

　こういう大騒ぎがありました。地域といっても，決して良いことばかりではないということが一方であります。こういうことも含めて地域と思わないといけないと思っています。全部を受け入れてくれるわけでは

表 5-2　地域での生活　五つの E

1. よい根拠に基づく実践（Evidence）
2. よい主観的体験（Experience）
3. よい意欲が保証される（Energy）
4. よい仲間がいる（Entry）
5. よい生活が地域で送れる（Enrich）

ない。不愉快に感じる人もいる。ですがそういうことも含めて，地域に出て行くことをしなくてはいけないということもあるのではないかと思っています。

　地域での生活を，「五つの E」としてまとめました（表 5-2）。

　この「五つの E」を考えていくのが，精神科リハビリテーションの目的のひとつだと思います。特に，私たちがデイケアでやれることは 1，3，5 で，これはしっかり私たちがフォローしてあげればいい。それができてくると，よい主観的体験ができてきて，仲間ができてくる。集団に入ることの難しさをたくさん述べましたが，それができていくということになります。

　呉秀三という精神科医が，明治 29 年（1895 年）に書いた文章の一節を引用します。

薬剤ノ施用ハ或精神療法ト相近ヅキ来タリテ薬剤療法ハ即チ精神療法タルコトアリ

　このときの薬剤療法とは何かよくわからないのですが，今とは全然違うと思います。しかし，患者さんに薬を使うということは，その人の全体的なことを見ることと似ている。したがって薬を使うということは，そういうところまで配慮しなさいということです。私はそのように解釈しています。

　この講の前半の中に薬のことをたくさん入れたのは，そういう理由が

あります。薬でまかなえるところを少なくできるかもしれない。そのときには，私たちの知識というのではなくて，知恵というものが必要かもしれないということです。

第5講 summary

　この講で，精神科リハビリテーションについてのプログラムを通底する考え方をみてきました。ヒジョーシキとしましたが，実は反ジョーシキではありません。

　今やっていることの小さな「改良」，その大切さを述べています。

第6講
ジッセン的アプローチ
るえか式心理教育とSST

1．「受容」と「変化」〜田中先生，だいすき！〜

　第5講ではプログラム全体を見てきましたが，この講では，心理教育とSSTにフォーカスして見ていこうと思います。

　下のイラストの少年は小学校1年生の太郎君です。学校の帰り，楽しそうな顔をして走ってきます。お母さんにこう言います。

　「田中先生，僕が宿題してこなかったのに怒らなかったんだよ。田中

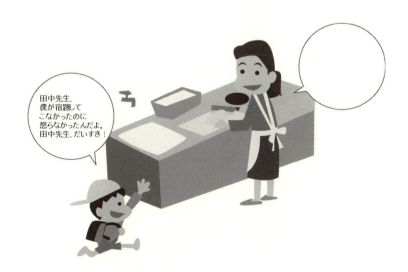

先生，だいすき！」
　母親は何と答えるでしょうか。いろいろな答え方があると思います。
　多くは二つのパターンに分かれます。「田中先生，ダメじゃない，宿題をしてこないことを叱らないなんて」というパターン。それから「ああ，そう。良かったのね。怒られなかったのね」というパターン。
　どっちがよりよい答えでしょう。これは難しい問題です。太郎君は田中先生が大好きです。母親が最初のように言ってしまうと，確かに正しいかもしれないけど，田中先生が好きだという太郎君の気持ちはどこにいってしまうのでしょうか。まずそこで，しょげてしまいます。一方で，宿題しなかったのに怒られなかったのによかったねと言ってしまうと，太郎君は二度と宿題をしないかもしれません。
　平田オリザという劇作家の『わかりあえないことから　コミュニケーション能力とは何か』（講談社現代新書，2012）という本があります。それをイラストにしたのがこの太郎君の話です。
　ここには「受容と変化」という二つの大事なテーマが入っています。
　認知行動療法を他人に施術する難しさということで，千葉大学の清水栄司は，

「受容」と「変化」という相反することを同時に行う

と言っています。
　私たちは支援者として，患者さんに対して「受容」と「変化」という相反することを同時に行わなければいけないわけです。
　つまり，相手をそのまま受け入れ，相手の気持ちをよくわかり，相手の話をよく聞いた（受容）うえで，うつ病などの心の病気になりやすい問題のあるパターンを変えていくように促していく（変化）ことです。
　今の例でいうと，受容というのは，田中先生が好きだという太郎君の気持ちを受け入れること。怒られなかったことに関して良かったねとい

うかもしれない。その一方で、やはり宿題はしなくてはいけないという行動変容も必要ですから、宿題をさせるというところに持っていかないといけない。そうすると、「受容と変化」ということを同時にやらなければいけないことになります。田中先生が好きだという太郎君の気持ちを踏まえつつ、宿題をやらせるようにしなくてはいけない。どういうことができるのか？

この話が出たときに、ある先生がおっしゃったのが、「宿題をしてきた太郎君を、田中先生はもっと好きになると思うわ」ということでした。さすがだなと思いました。

今までは集団に入っていく話でしたので、受容の話をたくさんしました。ここからは変化ということを、プログラムを通して見ていきます。その中で、SSTと心理教育という二つのことに注目していきます。

2. 道具としてのSST・武器としての心理教育

教育はeducationといいます。教育は「教え、育てる」こと。いい大人を教え、育てるというのは、どういうことでしょうか。これは「上から目線」的です。そして、ここには矯正的な意味合いも入ります。

第1講の家族教室で、high EE（高い感情表出）という話をしました。私はこれに違和感があります。よく非協力な家族と話になることもあります。なぜ家族は非協力的になってしまったのか、ということを考えたほうがいいと思うのです。それは今までの医療機関との出会いがあまり良くなかったからかもしれない。入院をして、それは助かったかもしれないけど、薬がすごく増えてしまって、それを先生に言ったら怒られた。言いたいことが封じられ、疑問が蓄積されて、結果的に非協力になったということもあります。ですから、最初にやることは非協力になったという事実は事実として、どうしてそうなったかという原因を考えることだと思うのです。

ある学会のシンポジウムである家族から家族教育，心理教育について，「家族というものは，評価をされたり，教え込まれたりするものなのですか？」という質問を受けたことがあります。家族は家族として頑張っているのに，評価をされたり，教え込まれたりするものなのだろうか。本当にそうだと思いました。
　教育ということばを不用意に使うと，こういうことがあります。教育の「教」はムチということで，ムチで叩いて親の徳を教えさせるという意味が込められているそうです。もともと教育にはそういう強いイメージがあるのです。一方で語源を引くと「引き出す，耕す」という意味もあるようです。こちらのほうがより大事，より本質的だなと思います。
　夏目漱石の『夢十夜』第六夜に，運慶が護国寺の山門で仁王を刻んでいるというのを，夢に見るシーンがあります。その山門に見学者が増えてきて，それを見ていた見学者の会話で，「よくああ無造作に鑿(のみ)を使って，思うような眉や鼻ができるものだな」と感心し，すると別の見学者の若い男が「なに，あれは眉や鼻を鑿で作るんじゃない。あの通りの眉や鼻が木の中に埋っているのを，鑿と槌の力で掘り出すまでだ。まるで土の中から石を掘り出すようなものだからけっして間違うはずはない」という場面があります。
　これが，教育の引き出すということを象徴的に示す場面だと思っています。木の中にもともと仁王像があるわけです。そこだけ見ると，心理教育は「引き出す」だけだから楽だと思うかもしれません。でも，そのためには，この木がちゃんと仁王像を彫れるかどうかとか，木の乾燥がどうかということを，私たちはアセスメントしなくてはいけません。
　確かに「引き出す」ということは可能かもしれませんが，それが今この時点で，木から引き出せる時期かどうかということも考えないといけない。もしかすると，時期が早いとこの木はひび割れてしまって，仁王像が全部彫れないかもしれない。埋まっているかもしれないけれど，見誤りをすると，その人の能力を引き出すことができないかもしれない。

私たち支援者は，患者さんの中に埋まっている力があることはわかっています。それをちゃんと出せるためのアセスメントや評価をしなくてはいけないということになります。

彫っていくときには鑿や槌を使いますが，切れない鑿で彫ると，仁王像が粗雑になります。鑿の精度を上げなくてはいけない。鑿を常に切れるように研いでおかないといけない。これが，私たち支援者に課せられている研修をするという意味です。

彫り出すことのアセスメントも必要です。確かに埋まっています。最近の用語ではエンパワーメント，ストレングスなどと，いろいろな言い方をしますが，力を引き出すためにどういう状況にあるのかという解釈。そして，もし引き出すとすると，そのための道具をちゃんと研ぎ澄まされたものにしてあるかということが大切になります。特に，支援者というのは，5年目，10年目と研修をしていかなくてはいけません。それは鑿の切れ味，精度を上げることです。

「わかることばで話そうよ！」ということも大切です。

専門家同士のやりとりの周波数は同じです。この周波数は専門用語と思ってください。専門用語というのは短いことばの中に，厳密な定義があり，少ない文字数で数多くの情報量を専門家同士がわかりあえるようにかわされます。ですから，能率が悪いときにも，専門用語を使うことによって，共通の認識をすぐ持つことができます。そこでは，専門家同士では問題はないかもしれません。

私たちは医学用語という知の体系を持っています。でも，患者さんは日常のことばしか持っていません。そうすると，周波数が全然違うわけです。よく言いますよね。医師は，話したつもり。でも，患者さんはそんなことは聞いていない，と。インフォームド・コンセント，SDMも大いに話題になる時代です。医師は説明しているつもりなのです。でも，周波数が違うので，いくら話していても届かない。

では，お互いの周波数をどうしていけばチューニングできるのか？

そこで，わかることばで話を合わせる。わかりやすい実体験という患者さん目線で話をする。そのことによって，不十分かもしれませんが，お互いがつながっていくわけです。

　私たち医療者は医療の用語を使うだけではなくて，なるべくわかりやすい日常のことばを使うということが必要です。ですから，るえかでは，医学用語を使わない心理教育というやり方をしています。

　プラトンの『パイドン』という著述があります。そこに

大工と話すときは，大工のことばをつかえ

という記述があります。

　コミュニケーションは受け手のことばを使わなければ成立しません。受け手の経験に基づいたことばでなければ理解されないということなのです。

　私たちが患者さんにいろいろな話をするときには，たくさんの比喩を使えること（比喩を使うことにはいろいろな問題もありますが）。たくさんの説明の方法があること。たくさんの説明の仕方を持っていること。こういうことがあると良いと思います。

　心理教育は，精神科リハビリテーションの土台という言い方をします。「共通言語」としての心理教育ということです。「どこでも」「だれでも」「いつでも」できるためには，専門用語ではなくて日常用語に変換するということをしなくてはなりません。ただし，心理教育もSSTも道具なのです。自分の病気のことがわかり，自分自身で何とかするための道具です。

　どうして心理教育が必要なのでしょうか。グループワークにはどんな効果があるのでしょうか？

　これらのイラストは実際に患者さんの家族に見ていただいているものです。次のように説明をしています。

第6講　ジッセン的アプローチ るえか式心理教育とSST　129

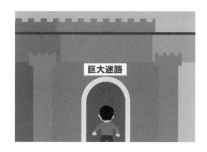
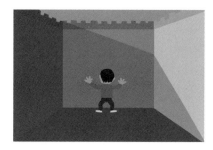

　ご家族は，家族の病気や障がいを受容したり，他人と比べたり，今からどうしたらいいのかと，まさに巨大迷路に入るような気持ちです。
　迷路に入ると，立ちはだかる大きな壁があります。医療者や治療そのものがすごく怖いという壁があるかもしれないし，どうしていいかわからない壁もあることでしょう。母親なら，父親の協力が得られないという壁かもしれません。立ちはだかる壁に押しつぶされそうな自分たちに，当事者ご本人の気持ちを重ねあわせ，ご家族は真っ暗闇に入り込んだ気持ちになるのではないでしょうか。
　心理教育のグループワークを受けることで，家族相談を受けることができ，同じ障がいを持ちそれを超えて来た仲間ができます。少しだけ道が見えてきて，出口があるのかもしれないという期待もでてきます。ただ，まだまだ不安も同居しています。
　迷路はその中にいると，出口がわかりません。でも，どんなに巨大な迷路でも，上から見てみると出口がわかります。遠いか近いかは人それぞれではありますが，出口が見えることが希望になります。
　グループワークをすることの

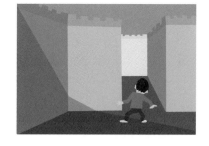

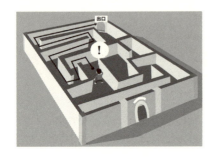

意味は，自分の症状や自分の家族が持っている問題から少し離れて見ることができるということです。視点を少しずらし，全体像が見えるようにするのが，グループワークの特長です。

ただし，そうは言っても，グループワークをしながらも，最初は自分のことしか話さない家族がいます。他の人の話を聞きましょうと言っても，聞けない。

それでも，グループワークの良いところは，複数の眼を持てるということと，ちょっと先を行っている人に対していろいろなアイデアをもらえること。それがグループワークの最大の強みです。

この迷路を上から見下ろせるようになるのが，家族相談であり，迷路を一緒に「こっちに行ってみる？」「一緒に頑張ろうね」と言いあえる仲間ができるのが家族心理教育の強みです。

だから，心理教育は，参加することが目的ではなくて，そこから出た知識や知恵を使って，少し先のことが見通せるためのものなのです。心理教育を道具というのは，そういった意味です。

SSTに関していうと，原理原則のセオリー重視のものから，ゆるやかなものまで，さまざまなパターンがあります。そういったSSTもいいのですが，もしSSTや心理教育は道具と考えるならば，実用に合う形に，その人やその人が属している「治療文化」の共通言語になる形に変えていくという作業もこれから必要だと思います。

そして，そのようなやり方でリハビリテーションを行っていくと，患者さんのセルフヘルプ能力というのはだんだん上がっていくということも想像に難くないでしょう。

看護の「看」，もともとの成り立ちにはいろいろな由来があります

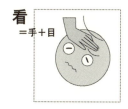 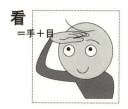

が,「看」は「手」と「目」と書きます。つまり,発熱している患者さんの熱を測ることを意味します。また,もうひとつの由来は,山を遠く見るときに,手をかざすこと。

私はこのどちらも心理教育に必要だと思っています。前者は今困っていることにちゃんと対応する看護の「看」です。後者は,患者さんの将来であるとか,行く末ということに対して目を向けていくための「看」です。

パンジーの例でいうと,前者の「看」は病気の部分の紫のパンジーを診ることにあたります。統合失調症の幻聴や妄想はきついですよね。だから,症状に対する配慮をちゃんとする。でも,健康なところも見る。時間や空間のこれから先のことを見るという「看」も必要です。

今,困っていることに対して自己対処をできるために行う心理教育。そして,将来の夢や希望を含め,これからの生活に必要なことを教える心理教育という二つです。今までの心理教育は前者に注目していました。ですが,これから先に何ができるのかも含めたものにしないといけません。

3.「るえか式心理教育」を体験しよう！

心理教育は,自転車の前輪と後輪のように,二つのアプローチがないと前に進めません。個別の心理教育と,集団を利用した心理教育です。どっちが前輪でどっちが後輪かわかりませんが,私は個別心理教育が

引っ張っていて，後ろからしっかり集団を利用した心理教育が後を押すというのがいいかなと思います。

薬物療法には，次のようなものが必要になると思います。

> 1. 病名告知
> 2. 疾患への理解
> 3. 薬剤への知識
> 4. 薬剤への信頼
> 5. 薬剤の安全性
> 6. 薬剤を選択できるような環境

薬はやっぱり必要です。

統合失調症の患者さん4万9000人余りを対象に，服薬できている人，いない人の再入院率をみたという調査結果があります（図6-1）。

服薬遵守率100％で，ちゃんと服薬できている人でもこの調査では8％くらいの患者さんは再入院していますが，それでも服薬できている人の再入院率が一番少ないということがわかりました。一方，服薬できていなければいないほど，再入院率も高くなります。再発予防，再入院予防には薬が必要だということは間違いないわけです。

では，どれだけの期間，服薬中断すると，患者さんの状態が悪くなるのでしょうか（図6-2）。

たとえば，薬を完璧に飲んでいても，この調査では6.4％くらいの人が再発するということがわかりました。1～10日服薬中断した人は再入院率が倍近くの11.9％に上がります。11～30日やめると，16.1％。1カ月以上だと，21.6％になります。薬をちゃんと飲んでいても再発するということはあるのですが，飲まない，使っていない，あるいは注射として投与されていないと，再入院が高くなるというのは明確です。

退院したその日は，患者さんの服薬アドヒアランスは100％です（図

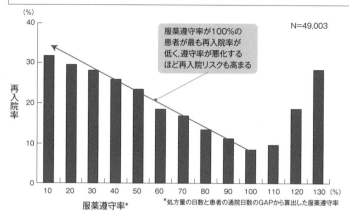

図6-1 服薬状況と入院（再発）の関係
(Valenstein, M. et al.: Med. Care, 40; 630-639, 2002)

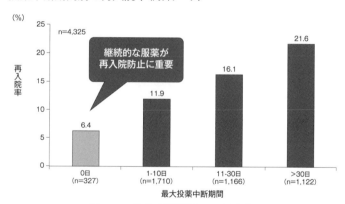

図6-2 投薬中断期間と再入院率
(Weiden, P.J. et al.: Psychiatr. Serv., 55; 886-891, 2004)

6-3)。1週間後，25％の人が薬を飲まなくなっています。これは7割飲んでいたら「飲んでいる」と判断していますので，どちらかというと甘い基準です。にもかかわらず，1週間で25％の人が飲まなくなってしま

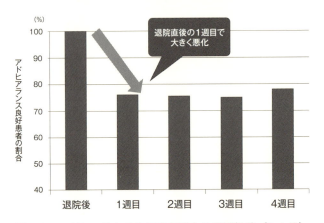

図 6-3　アドヒアランス良好患者割合の選別推移（1 カ月）
（趙岳人 他：臨床精神薬理，14(9); 1551-1560, 2011）

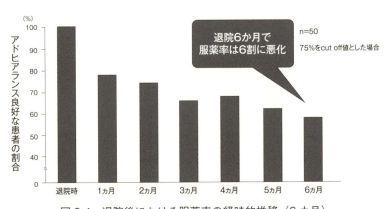

図 6-4　退院後における服薬率の経時的推移（6 カ月）
（趙岳人 他：臨床精神薬理，14(9); 1551-1560, 2011）

います。2週間目，3週間目は同じくらいです。

　同じデータをもっと月単位で見ていくと，1カ月後には下がっていて，6カ月後には6割の人しか飲んでいないというのが現状です（図6-4）。これは2011年のデータですから，そんなに古い話ではありません。

第6講　ジッセン的アプローチ るえか式心理教育とSST　135

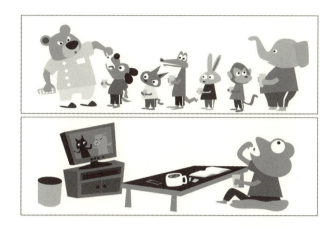

　上のイラストは病院に入院中の患者さんです。怖い看護師が一列に並ばせ，口の中に薬を入れて飲ませて，内服を確認しているところです。
　下のイラストでは，生活の中に薬があることを意味しています。上のイラストでは，そういったいい方をすれば「薬の中に生活」がある。これをコンプライアンスと表現しています。
　一方，アドヒアランスを辞書で引くと出てくる訳語は，絆創膏です。大きな辞書には，外科手術の後の癒着というのもあります。絆創膏も癒着も，ひっつくことを意味します。このように考えるとアドヒアランスというのは，服薬の習慣が絆創膏のように，自分の生活に身についているということです。しかし，アドヒアランスという専門用語を患者さんに使っても共通言語ではありませんから，「あなたのアドヒアランスは悪いですね」と言っても通じません。
　ですから，私たちはこれを「薬と友達になってください」と言っています。
　「あなたのアドヒアランスは悪いですね」を言い換えると，「どれくらい薬と友達になれていますか？」です。同じことを聞いているのであっても，全然受け止め方は違ってきます。ですから，日常の用語に落

とし込むということも，リハビリテーションがこれからやっていかなければならない大事な作業になると思います。

　こういった例もあります。私たちはよくウルトラマンに例えて話をしています。ウルトラマンは，怪獣と闘うときに，相手の攻撃から身を守るためにバリアを張ります。ウルトラマンを患者さんとします。怪獣を症状としましょう。バリアは薬を意味します。ウルトラマンがバリアを張るように，症状に対して薬を使ってみましょう，とか，カッとしたときに頓服をちゃんと飲みましょうとかいう言い方をします。ウルトラマンや怪獣のイメージは，画像なども利用しながら説明しています。

　ここでは症状は怪獣になっていますが，本来，症状は患者さんの中にあるはずです。でも，あえて外に出しています。症状を外在化するという技法を使っているのです。

　ダイナマイトは爆発物です。これは専門用語では再発準備性が高いとか，再燃傾向性が高いということに相当します。ですが医学の専門用語でわかりにくいので，すぐに爆発するもの，爆発しやすいものということで，症状増悪や再発をダイナマイトに例えることがあります。

　ダイナマイトは，小さなマッチの火，つまり小さな刺激でも大爆発してしまいます。再発のイメージです。みんなが大騒ぎしてしまいます。医療保護入院のイメージになります。

　小さくても火なので，確かに再発準備性があるかもしれません。ですが小さな火なので，コップ1杯の水で消えることがあるかもしれない。ジョウロの水でもいいかもしれない。

　このように「小さな火のうちに消しましょう。それが頓服薬のうまい使い方ですよ」ということなのです。

　「症状が悪くなる前に，頓服薬を飲みましょう」という言い方は確かに正しいのですが，「ダイナマイトに火がつく前に，ちょっと消してみない」という言い方をします。

　同じことを表現しても，そのようにして，日常のことばに落とし込む

第6講 ジッセン的アプローチ るえか式心理教育とSST 137

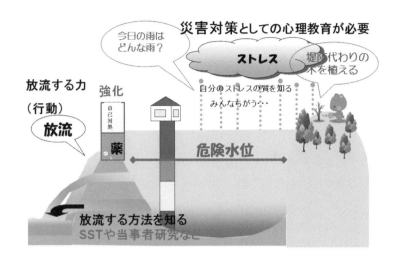

ことで，患者さんのアドヒアランス，私たちの用語で言うと「薬と友達になる」ということを増やしていくことができます。

患者さんのダムを上のイラストに描いてみました。患者さんはもともと病気しやすいということがありますので，ダムの水底は浅いかもしれません。

それに対して薬という堤防をつけ，強化します。薬物療法はこの堤防を高くする効果があります。でも，薬という堤防をいくら高くしても，どんどんストレスが増えると，いつかは決壊してしまいます。どこかで放流しないとなりません。SSTや当事者研究はストレスを逃がし，危険水位を下げることができるところが良いところです。

そして，自己対処をつけると，さらに堤防が高くなっていき，かつ放流もできるので，危険水位までいくことはなくなります。

さらに，自分のストレスの質を知るということ，あるいはストレスの雨が降り地盤が弱くなる場所に植林をすることによって，堤防をより強くすることもできるわけです。

この1枚のイラストにはいろいろなことが描かれています。「自分の

ストレスを知るということ」「自己対処を知るということ」「薬のことを知るということ」，そして「木は，仲間の助けを得るということ」。これは心理教育でとても人気があるイラストです。

4. るえか式心理教育の「限界」

るえか式心理教育ではいろいろなことをやっていますが，次のような限界もあります。

> 1. 個別の懊悩を捉えにくい
> 2. ビジュアルゆえにイメージを固定してしまう
> 3. だれでもできることを目指すがゆえの安易なマニュアル化
> 4. スタッフのイメージの範囲内に留まることになる
> 5. エビデンスが出しにくい

例えば，マニュアル化をすることによって，本人が持っている，その本人固有の困っていることが捉えにくいという弊害があります。わかりやすくすればするほど，抜けて落ちていくのです。個別の懊悩を捉えにくく，「不安」とか「違和感」とか，本人が持っているものが軽視されてしまう。るえか式心理教育を使うことで，第1講で述べた「わかるの過剰」が起こってしまうということなのです。本当はわかっていないにもかかわらず，便利なツールがあると，わかった気になってしまう。そういう罠も私たちは持っているわけです。

次ページに示したのは，実際の患者さんの処方箋です。薬剤は一般名で記載をしています。

処方のところを見ると，クロキサゾラムという薬が記載されています。普通「1×不安時」と書くのですが，「**1×叫びたくなる時**」と書い

第6講 ジッセン的アプローチ るえか式心理教育と SST 139

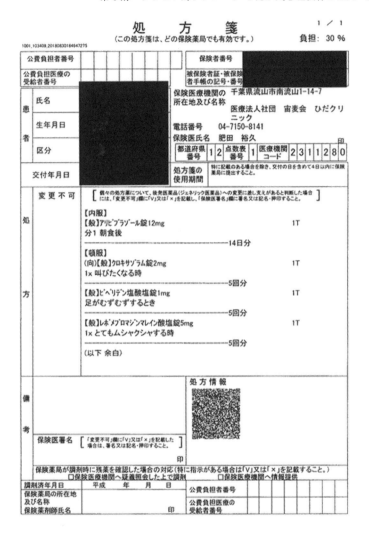

てあります。レボメプロマジンは，一般的には「1×不穏時」と書くと思うのですが，私たちの処方箋は，「**1×とてもムシャクシャする時**」と書かれています。本人の困っていること，ニーズに合わせて，文章を作っています。そうすると，オーダーメードの治療ができている感じもします。ただし，今日のイライラと一週間前のイライラは違うかもしれ

ない。それを一つのことばで言いきってしまうということの弊害もあります。

このように，いろいろなことをやればやるほど，精度を上げる診療や支援をすればするほど，それが持っている落とし穴がある。その落とし穴に気づくことも大事だということです。

また，強烈なビジュアルゆえにイメージを固定してしまうということもあります。ウルトラマンの例えは印象に残りやすいので，イメージも固定化されてしまいがちです。それから，「どこでも」「だれでも」「いつでも」できるということを目指しますから，安易なマニュアル化になってしまいます。だれでもできるということはいいことかもしれませんが，それゆえに，他のことに目が向かないかもしれません。

スタッフのイメージの中に留まってしまう。エビデンスが出しにくいという構造的な問題もあります。

どんな良いことをやっていると思っていても，限界があるということも一方ではわからなくてはいけないと思います。

「共通言語」としての心理教育ということでは，共通言語を持っていることでとてもいいこともあるのですが，その弊害もあります。わかりやすい分，スタッフとのイメージのギャップが生じやすいということです。これらの点に注意しながら，リハビリテーションの精度を上げていくことが必要です。

内海健の『精神科臨床とは何か』に，こんな一節がありました。

「わかる」はわかったつもり，ひとりよがりの同情などに，「わからない」は関心の放棄や切り捨てに，容易に逸してしまいます。

私たちはわかる努力をしなくてはいけません。でも，わかると思った瞬間に，大事なものをなくしているということも覚えておいて欲しいと思います。要するに，常に迷いながら，これでいいのかなと思いながら

やらないと，精神科のリハビリテーションはできないということです。

「梅の木学問」「楠学問」ということばがあります。梅の木はすぐ花が咲くのですが，すぐ枯れてしまう。楠は，花は咲きませんが，だんだん増え，森のようになっていくので，楠学問というのは足腰がしっかりした学問のことをいいます。私たちはすぐ効果を求めるものですが，ちゃんと疑問を持ちながら，自分たちのやっていることを疑いながらでも，長い間やっていくという楠学問もやはり必要ではないかと思っています。

5. さまざまなセッティング

もともと日本人は外在化が得意なのです。日本人の疾病観はいろいろあります。

> 物理的要因に帰する（台風，雨季…）
> 生理学的要因に帰する（肥満，産後…）
> 霊的なものに帰する（水子，狐憑き…）

例えば，「狐憑き」。今はあまり聞かなくなりましたが，明治までは，この現象は本当に多かったようです。「犬神憑き」というのもありました。

自分が病気なのは自分が悪いわけではない。悪いのはこういうもののせいだと思っていた。このようにして，私たち日本人は知恵として，自分の症状と自分を分けることができていました。ところが近年の医学の中で，それがだんだんなくなってきました。

江戸時代の本には，さまざまな虫を描いたものがあります。「気積（きしゃく）」は，怒りっぽい患者さんの中にいる虫です。「悩みの虫」，うつ病の人の身体にはこういう虫がいる。「悪虫（あくちゅう）」というのはギャンブル好きの人の

身体の中にいて悪さをする虫です。「気絶の肝虫」，てんかん発作の人の中にいると思われていた虫です。

昔からこのようにして，私たちは病気と自分のことを切り離していました。外在化はいまさらのものではなくて，江戸時代から私たちが持っている知恵なのです。

大貫美惠子は，自分と症状を分けて考えることを「物態化（physiomorphysm）」という言い方をしています。外在化と同じようなことではないでしょうか。

ちなみに，この「物態化」をさらに進めたのが，べてるの家の当事者研究の技法のひとつだと思っています。べてるの家はものすごく良いことをやっているのですが，昔の技法を現代版にバージョンアップしたということも功績のひとつだと私は思っています。

患者さんの話をします。Kさん男性，29歳です。

大学1年の夏に幻聴と注察妄想が出現し受診しました。統合失調症と診断を受けました。退学し自宅で静養後，翌年別の大学へ入学しました。幻聴はありましたが，友達には言わずに大学生活を送っていました。

その後，機械部品作りの会社へ就職したのですが，疲れとストレスから（その当時は原因がわかりませんでした。訪問看護の回数を重ね，その当時を振り返り自分で原因を発見しました）幻聴が悪化し，3カ月後に退社となったようです。

入院は1カ月でした。入院中に，幻聴対策として薬を飲むことの大切さを教わりました。

以後，突発的な言動により入退院を繰り返していました。

受診は，精神症状によってできるときとできないときがあります。

訪問当初は，苦労はたくさんあったと話していましたが，全ての苦労がごちゃごちゃしていました。言語化することが難しく，「めまいがしんどい」と言うのみでした。

第6講 ジッセン的アプローチ るえか式心理教育とSST 143

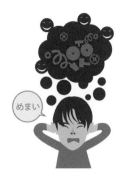 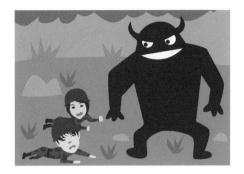

　看護師が「今後の夢や希望は何でしょうか？」と聞いても，「めまいがなくなること」と言うのみです。「やりたいこととかない？」と尋ねても，「…，いや…めまいが…何もやりたくないです」という感じです。
　こんな感じですべて「めまい」という症状になってきます。めまいが頭の中いっぱいなので，身体のつらさなのか，精神症状のつらさなのか，何もわからない。左のイラストのように，すべて「めまい」ということばですませてしまっています。
　「めまい」があると，たしかに彼の生活はとても大変なんです。
　そこで，右のイラストのようにして，看護師が寄り添いながら，「めまい」という，彼がもっているわけのわからないものに対して向かっていくわけです。
　ここで大事なのは，看護師は「めまい」という怪物を見ているわけではないのです。これは彼にしか見えていないのですから，看護師の視線は患者さんを常に見ている。看護師の視点の先は彼です。
　このようにして支援をしていきました。こういうことを繰り返しながら，だんだんとわかってきたことがあります。
　幻聴で苦しい場合も「めまい」と言うし，被害妄想でいやな場合も「めまい」と言う。お金がないという現実的な苦労も「めまい」。そして，本当の「めまい」もありました。このように，本人の苦労（「めま

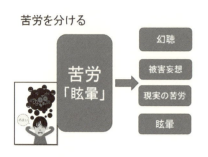 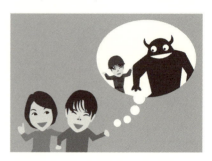

い」）を分けていくことができるようになりました。これを外在化といいます。

　べてるの家のことばですが，「なつひさお」というものがあります。

　患者さんの状態が悪くなるときのキーワードです。「な」悩みがある。「つ」疲れている。「ひ」暇。「さ」寂しい。「お」お金がない，お腹が空いた，お薬を飲んでいない。

　このどれかで悪くなっているということがありますので，上のイラストのように，苦労ということばを分けてみる。その中で原因としては，悩み，疲れ，暇，寂しい，お金がない，お腹が空いたということが出てきます。外在化し，本当にその人の困っているところを小さく分けていく。それを，「なつひさお」といいます。売れない演歌歌手のような名前なのですが，とてもいい技法だと思います。

　このようにすると，自己対処ができていきます。

　そうすると，家族の関係も変わってきます。今まで彼の父親は「精神力を鍛えれば治る」という根性論一辺倒。母親は，どうしたらよいのやらと，おろおろするばかりでした。本人は「父は以前より優しくなった。自分を理解してくれるようになった」という言い方をしています。変わったのは自己対処力なのですが，家族関係までも少し柔軟にできるようになったのですね。

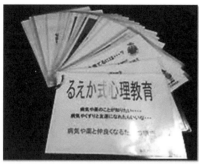 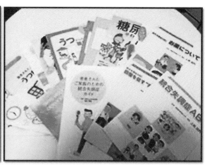

6. 「いつか」を「今」で対応する

　星座の北斗七星も，星が出ていれば星の配置はわかりますが，空に雲があり，一部が見えなくなると，全体像を見失ってしまうかもしれません。

　支援者というのは，その人のこれからの人生において，雲があるかもしれないということを考えておかないといけません。視界がクリアなうちに全体像をみるトレーニングをしておけば，雲があってもその星座の全体像をイメージできます。

　今後起こるかもしれないという予想に立って，あらかじめ今やっておくということも必要になります。

　前に示した四つのpの中の purpose oriented DC ですが，目的を達成するためには長い時間がかかります。ときには，そのデイケア活動の中で思いもかけないような，予測ができないことが起きてしまいます。その場合には，やはりあらかじめ困ったことを想定しておくということも要求されます。

　いつか起こるかもしれない困りごとに対して，元気な今のうちに，しっかり対応しておくということです。

　ダムの例えで言えば，何かあった場合の放流の仕方を教える。今すぐにはないかもしれないけど，人に頼むことを教える。それから，ストレ

スの質を教える。今だけでなく，将来にわたっての対応方法を考えていくということも，私たちはあらかじめしておかなければいけないということになります。

7．プロデュース大作戦

　TVのネタっぽい話で恐縮ですが，私たちは「今でしょ」ではなく「いつかでしょ」ということで，「プロデュース大作戦」を行っています。SSTの基本というのは，今現実に困っていることを対処する力を身につけることです。将来困るかもしれないことに対して，あらかじめやるのは，それはSSTではないよというご意見を受けます。実際にはそうかもしれません。

　ですが，将来に備えて，あらかじめ自己対処の力をつけるようにしていく。それが，「プロデュース大作戦」です。

第6講 summary

　この講では特に，SSTと心理教育に関しての詳しい解説をしました。
　「教育」の意味，「外在化」の重要さ，そしてこの心理教育の限界も考えてみます。
　すべての支援には，限界があります。「にもかかわらず」行うこと，この大切さを確認してほしいと思います。
　技術のことを言いながらも，ネガティブなことも含めました。だからといってやらないのではなくて，そういう限界や問題があるとわかっていても，それにもかかわらずちゃんと支援をするということ。その必要についてお話ししました。

第 7 講

ヒジョーシキ・デイケア
特に「就労」「恋愛・結婚・出産」について

　第1講から第6講まで，「疑うこと」「疑問を持つこと」「当たり前を見直すこと」，この3点が精神科リハビリテーションの必須事項だという話をしました。

　これまでに精神科リハビリテーションを説明していくために，さまざまな引用を多く行いました。考え方などを一方的に話していますので，説明不足で誤解や誤謬があるかと思います。しかし，「にもかかわらず」支援をする。これがとても大切なことだと思っています。

　今回の講義は，前半が「働くこと」，後半は「恋愛・結婚・出産」という話になっていきます。

1.「働く患者」　中井久夫

　患者さんが働くと一口に言うときに，そこには「働きたい」という希望と，「働く」ということ，そして「働き続ける」という三つの要素があります。

　希望を持つことは良いのです。しかし，しばしば働くことに焦点があたり過ぎ，働き続けることの大切さが抜けていることが多くあります。この三つはバランス良く考えていくことが大切です。

　2015年4月21日の朝日新聞「天声人語」に次のような文章がありました。

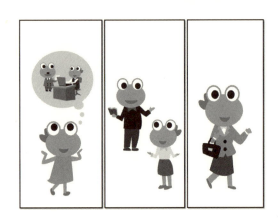

　サラリーマンには定年がある。作家の安部公房が，定年のことを「世間公認の成功率百パーセントの殺し屋」と表現していた。穏やかならぬジョークだが，もちろん職場から消えるという意味である。

　職場から消えるということを，このように表現しています。穏やかならぬことばですが，職場からいなくなっても生命までは取られることはありません。それを殺し屋，すなわち，人との関係性が失われることをこのように喩えているのです。ですが，今まで統合失調症の患者さんには最初から働く場所はなかったのです。すでに殺し屋にやられてしまっていたといえます。それをどう獲得するかという話になります。

　歴史的な面にもふれます。雇用における差別は歴史の中で変わっていっています。精神障がいに限らず三障がいということが言われていますが，1960年には「身体障害者雇用促進法」が制定されました。1976年には身体障がい者の雇用が事業主の義務となり，その20年後の1997年に知的障がい者の雇用も事業主の義務となりました。そして，2018年には，精神障がい者の雇用も事業主の義務となりました。

　およそ20年サイクルで法律が変わってきています。ようやく精神障がいも含めた三障がいが同一のところに来たと言えるかもしれません。

第7講 ヒジョーシキ・デイケア 特に「就労」「恋愛・結婚・出産」について 149

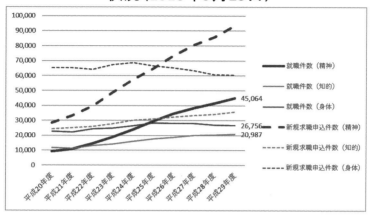

図7-1 ハローワークにおける障害者の職業紹介状況
（厚生労働省資料より）

もちろん，高いところで水準を合わせたのか，低いところで水準を合わせたのかいろいろ議論はあります。大局的には歓迎すべきことですが，各論の問題はまだたくさん残っていると思います。

図7-1 はハローワークにおける 2018 年 5 月 25 日の障がい者の職業紹介状況のデータです。精神科の患者さんの就職数はぐんと伸びています。それにもまして伸びているのは，新規の求職の申込件数です。

知的障がいの場合は，就職件数も申込み件数も平行状態です。身体障がいでもほぼ平行しています。精神科だけが乖離している状態です。そうすると，良いことばではないのですが，精神障がい者は就労にあたって，「売り手市場」ということになります。ところが実際にどうでしょうか。そうなっている印象はあるのでしょうか？

根本的な問いに戻ります。人はなぜ働くのでしょうか？

1982 年に『分裂病の精神病理』という全 16 巻の講座が東京大学出版会から出ました。今は絶版ですが，私たちにはバイブルのような本で

表 7-1　なぜ，人は働くのか？

- 金銭取得
- 社会への安全通行証
- 自尊心の確保
- 機能快（Funktionslust）
- コミュニカティブな価値
- 休息を引き立たせる
- 人生にメリハリをもたせる

中井久夫「働く患者」(『分裂病の精神病理 11』1982)

す。その中に，中井久夫の「働く患者」(『分裂病の精神病理 11』)という論文があります。そこで，人はなぜ働くのかが，表 7-1 のように書かれています。

「機能快」というのは，働いた後の快感です。「コミュニカティブな価値」というのはいろいろな人と仕事を通じて，コミュニケーションを取ったりしながら，豊かな人生を送るということです。

どれに重きを置くかというのは，もちろん人によって違いますが，このように人はいろいろな理由で働いているのです。

ドストエフスキーの『死の家の記録』という小説があります。その中で，こういう文章があります。

もっとも残酷な刑罰は，徹底的に無益で無意味な労働をさせることだ。

これは，何かというと，「今日は石を掘ってください，明日は石を埋めてください，明後日は石を掘ってください」，このようなことを延々繰り返す拷問があるそうです。これが一番無意味な労働で，精神を蝕んでいく。労働には，何かの意味がないと，やっていくのが難しいという

ことです。

『千と千尋の神隠し』というアニメがあります。この映画には働くことを象徴するシーンがあります。働くことの意味，社会に組み込まれていることの意味が描かれています。ボイラー室で石炭の下につぶされた「ススワタリ」を千尋が助けると，そのススワタリは自分の仕事から逃げてしまうというシーンがあります。釜爺さんに「手ェ出すんならしまいまでやれ」と言われ，そのススワタリの残した仕事（つまり役割・役目）を最後まで引き受けさせられてしまいます。千尋は軽そうに見えた物の重さに驚きます。どんな仕事にも責任が伴うことを教えられるのです。

精神障がい者の就労を考えるときにも，どんな仕事にも責任が伴うことを教えますが，なかなか伝わっていない人が多いということがあります。働くことの素晴らしさを教えることはできても，働くことの厳しさを教えるということは，今のリハビリテーションではなかなかできていません。

2. プライムワークデイケア

プライムワークデイケアという用語の紹介をします。ひだクリニックの造語です。

リワークというのは return to work の略ですから，うつ病の患者さんを主に想定しているように，働くということが一応は何たるかをわかっている人たちです。

プライムというのは，「最初」という意味です。統合失調症の患者さんが例えば10代で発症して，アルバイト経験もないまま過ごしているとします。リハビリテーションを得て，最初に仕事に就くための訓練ということで，プライムワークデイケアというのをやっています。

うつ病の患者さんに対しての就労支援と，統合失調症の患者さんある

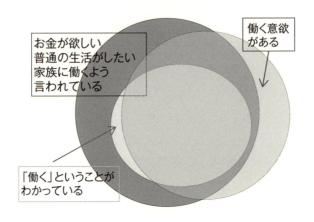

図7-2 「働きたい」と相談に来る人

いは少し幅を広げて発達障がいの患者さんを含める就労支援のやり方は，共通するところもありますが，基本的には異なっています。

私たちの就労支援部に，「働きたい」と相談に来る人がいます（図7-2）。

「働きたい」と思って来る人の全体が濃い色の部分と思ってください。その理由は何かというと，「お金が欲しい」「普通の生活がしたい」「家族に働くよう言われている」など，いろいろあります。少し薄い色の部分は，働く意欲がある人です。そして，もっとも薄い色の部分は，働くということがわかっている人です。したがって，働きたいという希望があって，働く意欲があって，働くということがわかっているのは，その三つが重なっている部分になります。これがリワークにあたります。

では統合失調症の患者さんはどこでしょうか。働くという訓練がなされていないし，まだわかっていない。三つの重なりからもっとも薄い色のところを除いた部分にあたります。プライムワークデイケアが対象とする人は，この部分にあたります。リワークと統合失調症の患者さんの就労支援は，しばしば同じように捉えられがちなのですが，違うという

第7講　ヒジョーシキ・デイケア　特に「就労」「恋愛・結婚・出産」について　153

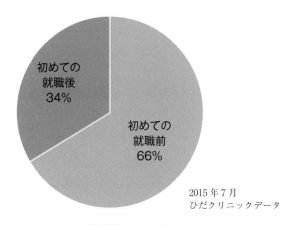

図 7-3　就職者の発症時期

ことがわかります。

　「働」という漢字は，明治以降に作られた和字だそうです。それ以前は「はたらく」は端的に「労働」を意味しました。「人が動く」というのは能動的です。「傍」を楽にするということもあるそうです。

　働くということは，基本的には雇用契約で成り立っています。「労働力を提供し，対価を得ること」です。これは，障がいがあってもなくても同じです。ただし，障がいがあった場合には，労働力に関して少し低減して考えられます。だから，その対価も安くなるかもしれない。出されたものに対して，支払う。そのように考えると，「働くとは労働力を提供し，対価を得ること」はフェアな原則なのです。

　「働くこと」と精神疾患の発病の時期を考えると，精神疾患は思春期に発病する人が多いというのは周知だと思います。

　図 7-3 のグラフは当就労支援部の就職した患者さんの発病時期です。初めての就職前に発病した人が 7 割弱です。つまり就労経験がまったくないことを意味します。思春期に引きこもり，不登校などを経験し，学校生活も中断している例もあります。働くことはおろか，集団生活の経験も少ないということです。

「働くこと」と「仕事に就くこと」。この二つは似ているけれど実は違う。健康な私たちにとっては，この二つは同じなのですが，患者さんにとっては違います。

「働くこと」はうつ病の患者さんにとってより重要なことでしょう。仕事を維持できることがテーマです。統合失調症の患者さんにとってより重要なことは，「仕事に就くこと」です。維持なのか，開始なのかは違います。

古典的なうつ病の場合は，仕事を維持できるかがテーマです。従来型のメランコリー親和型うつ病というのは，働くことが「全うできないこと」への自分に対する罪悪感が大きくのしかかります。

それに対して，統合失調症の患者さんの場合は，仕事に就くということをまず前提に考えると，所属への要求，資格への憧憬が強くあります。私たちはしばしば患者さんとの相談の中で，どこそこの学校に入りたいとか，どこそこの資格を取りたいという，今の本人の能力からはちょっと難しいかなと思われることを多くいただきます。その背景にあるのはおそらく，資格を持っておくことで，あるいはどこかに所属することによって，仕事に就くということが代替され，充足されるからだと思っています。

ですから，この違いをわかっていないと，職業リハビリテーションというのは方向違いになってしまうかもしれません。

同じように「社会」と「世間」というのも似ていますが違います。違いはわかりますか？

太宰治の『人間失格』に，こういう一節があります。

　　世間とは，いったい何の事でしょう。人間の複数でしょうか。どこにその「世間」というものの実体があるのでしょう。けれども，何しろ，強く，きびしく，こわいもの，とばかり思ってこれまで生きて来たのですが。

表 7-2 「社会」と「世間」の相違

	「社会」	「世間」
構造	より固定的	より流動的
価値基準	正・否	好・嫌
状況依存性	より少ない	より多い
様式	定型的	儀式的
予想	ある程度可能	予想を超えることが多い
専門家の関わり	readness	OJT
その他，more	想定できる範囲での負荷	苦労の荷卸し

OJT：On-the-Job Training

　私たちが考えている以上に，世間というのは怖いものかもしれない。
　社会というのは「世間」よりは固定的です。「社会」の価値判断は正しいか，間違っているかです。そして，社会に関してはいろいろなことがある程度予想可能です。一方で，世間というのは人間の集まりですから，より流動的です。価値判断は好きか嫌いかなのです。常に正しいかというわけではない。ですから，ある程度予想を超えることが多い。
　患者さんは社会ということもわからなければ，世間ということもわからないので，この二つのことを同時にクリアしないと仕事が続けられないということになります（表 7-2）。
　専門家の関わりとしては，職業準備性のアセスメントということもありますが，一方，世間の場合にはいろいろなことがありますから，予想外のことが多い。そういった場合には荷卸しをちゃんとやらせてあげたり，OJT（On-the-Job Training，現任訓練）で本当に困ったことをその場で解決したりするということがないと続かない。この二つの構造の差異を理解し，「社会」と「世間」をブリッジングできるようなリハビリテーションを考えていかないといけないということです。

では，どんなふうにやっていけばいいのでしょうか。実際の例です。

30代女性の統合失調症の患者さんです。部長に仕事を依頼されたのですが，「急がなくていい」と言われました。彼女は，いわれたとおりに急がずに，仕事がたまるまでマンガを読んでいました。

逆に自分の事務作業がたくさんたまっているときに，管理職の人が暇そうに見えました。彼女は「部長，もっと仕事してください」と。また，今やっている仕事を大変に感じて「もっと楽な仕事ありませんか」。これらは全部実話です。彼女に悪気はないのです。ただわからないのです。

多くの場合，思春期に発病し，引きこもっていたために，その発病までに経験したことであれば，比較的できます。

私たちが当然知っているだろう，常識だろうと考えられていることも知らないことがあります。でも，それは，患者さんには単に「わからないこと」「教えられていないこと」である場合が多いのです。ここをちゃんと踏まえて職業リハビリテーションをしないと，それはそれで問題があるかもしれません。

わからないことは教えてもらえば，素直に直せるという場合もあります。ただ，働くということがわからないのです。働く素晴らしさを教えた人がいたとしても，働くことの大変さをきちんと教えた人が周りにいたでしょうか？

「働くとは労働力を提供して，対価を得ること」

この定義は障がいがあってもなくても同じだということを，忘れがちになっているかもしれません。

働きたい気持ちに「労働する」があるのでしょうか？

以前働いていた経験がある人でも，病気が治っていない自分が「働く」には，無理をしてはいけないと思ってしまいます。

「働く」と「疲れる」。だから，「無理をしちゃいけない」から「休む」。でも，働けば，働いていないときより疲れるのは自然なことです。「当然の反応」と「症状の悪化」の区別がつかないのです。そして支援者もそれをわかっていない場合があるのです。

　仕事をすれば，当たり前の苦労も当然出てきます。それを，症状の悪化だと取ってしまう。ちょっと気づいたときに，健康な部分である「黄色いパンジー」ではなく，症状の部分である「紫のパンジー」にすぐ目を向けてしまうということです。

　障がいの部分はあるのだけれど，健康な部分で働けばいいわけです。健康な部分で働けば問題ない。例えば，昼夜逆転で日中リズムが壊れているという症状がある人は，夜働く仕事をすればいいわけです。今までは，そういう人はまず昼夜のリズムを治しましょうという言い方をします。そうすると，もろに病気の部分に入ってしまう。ですから，発想を変えればいいわけです。昼夜のリズムを治さなくても働ける場所を探すのです。私たちの法人のカフェオリゾンテや焼麦大郎に，夜間の営業があるのはそういった理由からです。それなら問題ない。昼夜逆転を治さなくても働けます。

　下のイラストのように大きな症状（紫のパンジー）がある人がいます。どうしたらいいのでしょうか？

　症状は大きいけど，健康な部分（丸で囲まれた部分）で働ければ大丈

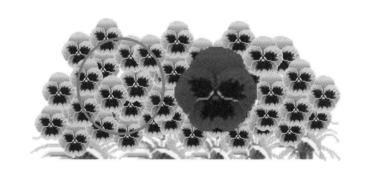

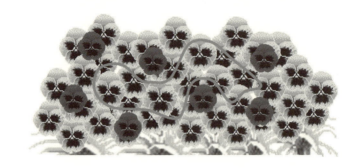

夫です．ただし，丸の部分は小さいので，労働力の提供は少なくなります．結果，収入は少なくなるかもしれませんが，症状が多いから働けないということにはなりません．

上のイラストのように，幻聴とか妄想など，いろいろ症状がある（紫のパンジーがいくつもある）人もいます．どうするか？　やはり，線で囲まれた部分，つまり健康な部分で働きましょうということなのです．

人によって働き方はいろいろです．ですから，働き方のアセスメントはしなくてはいけません．

リワークのプログラムは，基本的にはプログラムを画一的にやるところが多いのに対して，プライムワークというのは，それぞれの人の形を見つけなくてはいけないので，少し難しいかもしれません．

それでも，就労に関する支援者も，こういうことを知っておき，その人の形は何だろうかと考えると，支援がしやすくなるかもしれないと思います．

精神科医療と他科の医療には違いがあります．医療の目的は，症状を取り除くことです．その結果として通常の生活に戻すということが目的になります．例えば，胃がんの患者さんはがん病巣の摘出手術をして，体調を整えて職場に戻るということが一つのやり方です．

それに対して，精神科医療が目指すことは，症状の安定化です．ですから，無理して悪くなるのなら，無理しないでくださいと，にこやかに

私たちは言います。でも，症状の安定化ばかりを目的にしていると，その人はどうでしょうか。第2講で，暗いところを探すのではなく，明るいところばかりを探している鍵の話をしました。明るいところを探しているといったのは，ここにあたります。「とにかく休みましょう。あなたのためですから」。これはフーコーの牧人権力でもあります。こうして，「薬物治療と低ストレス環境での休養」「無理しないこと」を金科玉条に指導してきました。

　精神科医療と就労のギャップということに関して言うと，入院や治療が開始され，退院してデイケアに移行し，就労，就職を考えるという流れがあります。その中では，無理をしてはいけないということがあって，安定することが一番だと言われています。そういうセントラルドグマがあります。それで，ずっと外に出て行かない（行けなくなってしまった）患者さんが，病院の中でたまってきます。第2講でご紹介した，長期入院の患者さんの短歌を三つ，もう一度思い出してください。あの人たちはこういうことに乗れなくて（あるいは乗らせてもらえなくて），病院の中にずっといるということを決意したのでした。決意せざるをえないように追い込まれたのかもしれません，が。

　私たちのプライムワークデイケアは，オフィス・rana と言います。擬似会社訓練の場「社会の縮図」を目指すというのが理念です。ここは，非常に考えられた構造になっています。

　次ページの写真のようにパソコンで作業しています。しかし，考えてください。今パソコンがどんなにうまくても，パソコンのスキルだけで就職できますか。多分，よほどのことではないとそれは難しいでしょう。ではどうしてパソコンの練習をやらせているのか。矛盾しますよね。

　実は，この人たちはいろいろな課題をやっているのですが，自分の能力よりも少し難しいことをやってもらっています。そうすると，仕事をすると，当然つまずきます。つまずくと，人に聞きます。同じメンバー

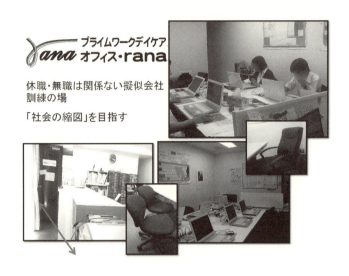

に聞きます。SST の基本訓練の中に，人にものを頼む，断るということがあります。頼む，断るがなかなかできないのが，統合失調症の患者さんのひとつの特性です。

　仕事をしているときに，相手が何をしているかを把握して，今話をしていいのか，今何を頼んでいいのかを考える。こういうことを今言ってもいいのかということを瞬時に判断しないとなりません。

　ですから，ここでやっているのは，パソコンの訓練ではなくて，人にものを聞いたり，尋ねたりする訓練なのです。パソコンのスキルはどんどん古びます。OS ソフトの新バージョンが出ると，私たちにも使えないことがいっぱいでてきます。ですが，人にものを聞くというスキルは獲得すれば古びないのです。自転車に乗ることを覚えた人は，自転車を換えても乗り続けることができます。それは，自転車に乗るという基礎訓練ができているからです。人にものを聞く，頼むということも同じです。そのための訓練をしているのです。

　写真左下の矢印は患者さんが通る動線です。ガヤガヤ，ガヤガヤしま

す。最初，就労支援部で始めたときに，こういうことを言われました。「職場がとっても騒がしいので集中できません」。でも，職場は騒がしいのが当たり前なのです。

　デイケアの中のプログラムを見ると，集中力が上がるように，シーンとしているところが多くあります。そんな会社は基本的にありません。そういう会社がないのに，そのようなシチュエーションでやっていて適応できるでしょうか。ある程度現実のリアルな世界を反映している構造にしていないと，せっかくやっている職業リハビリテーションがデイケアの中だけで完結してしまうのです。

　それから，これもいろいろな批判があるとは思いますが，あえてやっていることがあります。メンバーが座る通常のイスには，肘掛がついていません。本来デイケアというのは同じ診療報酬で成り立ちますので，デイケアのメンバーは平等かつ公平に扱うというのが大原則になっています。ところがここはあえてメンバーに優勝劣敗をつけています。つまり，先を行き，ある種のことができるメンバーは肘掛つきのイスに座ることができるようになっているのです。肘掛がついていないのは，いわばヒラのような人です。これは差別をしているのではないかと言われることもしばしばあります。でも，社会の中では理不尽なことがたくさんあります。そういったことをどのようにわかってもらうのか。そのために，席を替えたり，この人の指示で動くといった体制を取っています。これは社会の縮図です。このようにして，なるべく社会と同じようにしていくということを，リハビリテーションに取り入れているわけです。

　これは，暗いところで鍵を探しているリハビリテーションと言えませんか。当然のことながら，このようにすると，ジェラシーが生まれたりもします。それも織り込み済みで，リハビリテーションをやる。これらは就労支援部ができたときから，おおよそ10年前からずっとやっています。これが私たちのプライムワークの基本的な考え方です。

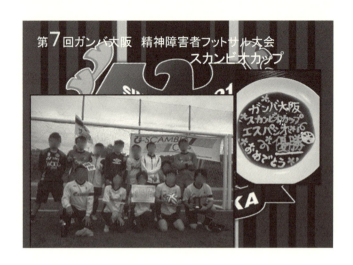

　私たちのフットサルチーム・エスパシオも強いのです。

　2009 年，2011 年，2012 年，2014 年，2015 年，2017 年に全国大会で優勝しているというたぶん日本で一番強いフットサルチームではないか，と自負しています。2014 年は 4 冠を取りましたし，2015 年は関東大会で優勝しました。しかも，これはデイケアの中でのチームです。他県はすべて県選抜チームです。このチームは，勝つことに貪欲です。練習は厳しい。

　なぜデイケアの中でのチームであるエスパシオが強いのか。エスパシオの活動には次のような特徴があります。

1）週に数回，決めた日に決めたことをする。
2）スタッフや監督・コーチの指示に従う仕組みが就労現場と似ている。
3）規律に厳しく，負荷が高い。
4）自分のできることをするにとどまらず，自分の持っている可能性に挑戦することが求められる。

「決められた日に決められたことをする」という1番目から4番目まですべて、働くために必要なことと同じです。勝つためのスポーツ・プログラムというのは、職業リハビリテーションに似ており、適している共通点もあるのです。

さらに次のような側面もあります。

1) 実力主義で評価される厳しさを学ぶ。
2) 作戦の変更などに耐えうる臨機応変さを身につける。
3) 集団、組織での立ち振る舞いをする。
   →上下関係、礼節、社会人として基本的なことに厳しい。
4) 体力、自信、忍耐力があがる。

これが、職業リハビリテーションをしていて、かつエスパシオに入っているメンバーの就職率が高い理由と推測しています。

3. iPS才能

例を出します。Tさん38歳、統合失調症の男性です。

病悩期は長く、専門学校1年のときに幻聴などで発症しました。興奮が激しく家の中のものを壊すこともありました。

その後、単科精神科病院に入院しました。退院後、近医クリニックのデイケアへ参加しましたが、集団に馴染めずにいました。

いつも、幻聴、独語、空笑があり、入退院を繰り返していました。

デイケアの他のメンバーからは、壁に向かってブツブツ、ニヤニヤ笑っているので「気持ち悪い」と言われ、そのデイケア利用は中断しました。

その後、紹介で当院デイケアに来ました。薬は半分も飲めていませんでした。

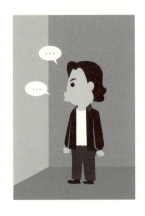 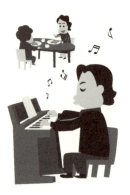 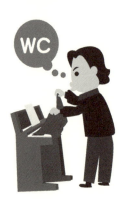

　家族教室の際に，食事を提供する時間があります。本人はもともとピアノを習っていたため，食事のバックミュージックとして演奏をお願いしました。
　でも，曲というよりも即興のようで，自分勝手に弾くような感じでした。周りの雰囲気を考えるというようなことはなかったのです。
　さらに，多飲水傾向があり，1日に何リットルも飲むことが続いていました。そのために，演奏中にも，5分とあけずにトイレにたちます。
　しかし，この人は自分勝手にジャカジャカ，ピアノを弾いているだけと思えたけれども，トイレのたびごとにピアノの鍵盤に布を毎回かけていくことに気づいたのです。
　実は丁寧にピアノを扱うことができているので，この人は決められた仕事とか，丁寧さを求められる仕事ならばできるのではないか。その丁寧さから考えて，掃除などができるのではないかというアセスメントを立てました。
　彼は今，株式会社MARSにて，清掃担当をしています。
　幻聴があるから働けないではなく，幻聴があってもなくても変わらないものがあるのです。
　仕事があることで，生活リズムが規則的になりました。食事時間が規

則的になり、服薬時間を守れるようになりました。服薬をちゃんとしないと働けないということになると、いつまで経っても働けません。働くことで、規則的になると、結果、服薬ができるようになるのです。

仕事と服薬コンプライアンスには直接的な関係はないかもしれませんが、仕事が彼を「強く」したと言えるかもしれません。

働くことの意味、社会に組み込まれていることの意味とはこういうことです。仕事をすることによって、自分の中での役割が与えられる。役割が与えられることで、新しい、できなかったことができるようになるのです。

山中伸弥がiPS細胞を発見し、ノーベル賞を受賞しました。これをもじっているのが、iPS才能です。

iPS細胞は、細胞がいろいろなものに変わっていくという再生医療の切り札です。iPS才能というのは、この人の中に眠っている才能に目をつけると、その人はどんな職業にもつけるかもしれないということを考えてつけた造語です。先のTさんの場合は、ピアノを丁寧に扱うという、そのアセスメントが彼が働く最初の一歩になりました。

2010年3月の障がい者職業総合センター発表の「精神障がい者の在職期間の調査」によると、1年間働き続けている人の定着率は41.5％です（図7-4）。半数以上の人が、1年間でやめています。続かないのです。なぜ続かないのでしょうか？

これまで何回か述べたような、さまざまな準備をしていないからです。厳しいということも教えていない。働くっていいことだよ、労働は楽しいよということを教えたスタッフはいるかもしれませんが、「働くって、本当は厳しいんだよ」ということを教えたスタッフはいなかったかもしれません。でも、実際、社会は厳しいです。

一方、ひだクリニック就労支援部では2008年1月に初めての就職者

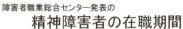
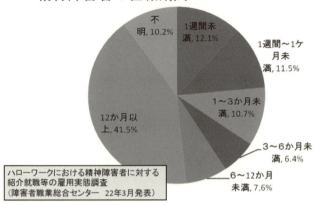

図 7-4　精神障害者の在職期間

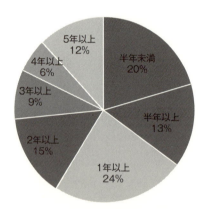

図 7-5　2014/2/20 現在の在職期間
（ひだクリニックデータ）

を出して以来，延べ 140 名（実 104 名）を就職させました。うち，81 名が 2014 年 2 月 20 日現在就労を継続しています（一般企業・就労継続 A 型）（図 7-5）。

　59 名の退職のうち，23 名は在職中に転職先を探す計画的なステップアップ転職。半年未満の人も，現在就労中なので，1 年後は 1 年以上になる可能性があります。

　12 カ月後の定着率は，国の統計は 41.5％でしたが，ひだクリニックの場合は 67％で，高いものです。これはいろいろな要因が関与していると思います。デイケアのこともあるし，最後の仕上げを就労移行支援でやっていることがあるかもしれません。あるいは，就労後のフォロー

をある程度やっているということもあるかもしれません。いろいろなことがあるのですが，この数は，職業リハビリテーションにおいて，「社会は厳しい」ということをしっかり取り入れた結果だと考えています。

4.「五月雨を　あつめてはやし　最上川」

　「五月雨を　あつめてはやし　最上川」
　松尾芭蕉の『奥の細道』の有名な俳句ですが，これを受けた句があります。
　「岸にほたるを繋ぐ　舟杭」
　弟子の一榮の句です。
　芭蕉の句はとてもスピード感のある俳句です。対して一榮の句は，蛍がずっと止まっているということを意味しています。非常に対比的です。
　スピード感のある句と，静かな句。これをリハビリテーションで考えていきます。フロー理論のところで話した例，ピア・プレッシャーの例，スタッフの気づきということで就労に至った人の例。三例を出しましたが，どれも最初の瞬間においては止まっていたのです。ところが，しっかりその人が持っている力を評価していくと，止まっていた人たちはこういうふうになることができました。
　『奥の細道』のこの二つの句を読むと，メンバーのことを考えます。遅いと思われていた時期の人の中にも，実はスピード感がある。そういうことをぜひ覚えておいてもらうと，メンバーを見る目が変わってくるのではないかと思います。

5.「私たちおつきあいします」

　恋愛のほうに移っていきます。

恋愛・結婚・子育てに関して，私たちはデイケアにおける支援の工夫としてこんなことをしています。

> 1. メルアドを教える？　教えない？
> 2. 「私たち，おつきあいします」
> 3. 実践的性教育　～かえで教室～
> 4. るえかウエディング　～みんなでウエディング～
> 5. 妊娠・出産時の支援
> 6. 赤ちゃん連れデイケア　～「スノーホワイト」「ひまわりKIDS」～

　他のデイケアに行くと，「携帯電話の番号の交換をやめましょう」「アドレスを教えるのをやめましょう」という貼り紙がしてあります。
　メールアドレスを教えてしまったことで，メンバー同士の交流が起こり，そこで何か問題が発生するかもしれない。こういうことで，あらかじめ携帯電話の番号交換をやめましょうというわけです。
　考えてみてください。私たち，支援者がやらなくてはいけないのは，メールアドレスの交換をやめさせることでしょうか。自分が望まない人にメールアドレスを伝えるのを断るということを教えることが支援者の仕事です。メールアドレスを教えることを禁止するのではなく，教えていいのか，教えていけないのかを自分で判断して，教えたくない人には断るということを学んでもらうことが支援です。
　SSTは頼む練習をすることから始まり，次に断る練習をします。
　繰り返しになりますが，支援者がやることは禁止ではなくて，いかに本人の主体性に基づいて，行動できるかということを教えるということです。
　おつきあいに関しても，「デイケアの中での恋愛は禁止です」と貼り紙をしているところがあります。このように直接的には書かなくても，「デイケアの中での親しいおつきあいはつつしんでください」という貼

り紙のあるところもあります。

例えば，20代前半くらいから40代にかけての男女が集まるところで，恋愛禁止というのはどうでしょうか。「社内恋愛禁止」みたいな貼り紙をしている会社に，皆さん就職したいでしょうか。

同じことをデイケアではやっているのです。

私たちはどのようにしているかというと，デイケアの中で「私たちはおつきあいを始めました」ということを宣言してもらっています。簡単に言うと，芸能レポートの婚約会見のようなものです。そうすると，二人だけで行動するということがなくなってきて，集団の中での二人という意味づけになっていきます。

宣言をすることで互いに責任を持ったりすることを大事だと考えています。そのため，あえて宣言をしてもらっています。

そうは言っても，別れてしまうことだってあります。ここで問題なのは，大学のサークルならば別れてしまったときに，どっちかがサークルをやめるとか，そういうことができます。でも，せっかくリハビリテーションの場で私たちのデイケアを選んだのに，別れてしまったことによって，両方がデイケアに来られなくなるのは非常にもったいない。ですから，「私たちおつきあいします」と言ったカップルが別れた場合には，「私たちお別れしました」ということを書いたり，言ってもらったりしています。これは芸能人の離婚会見みたいなものです。

それをあえて明るく言う。自分の経験をユーモアにすることで，大切な場所を失わなくてすむという配慮なのです。このような宣言をすると，一時は笑われるかもしれませんが，ユーモアで言っていますから，それで禊が終わるような感じで，また明日からデイケアに来ることができます。このような配慮をしています。

実践的性教育もやっています。受胎調整員の資格をもつスタッフが在籍しているので，そのスタッフの名前から「かえで教室」という名称でやっています。

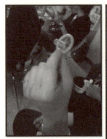 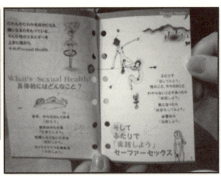

　コンドームなどもちゃんとお見せしながら，教室を年に1回開いています（写真）。でもここで一番大切なことは，こういうことをタブーにしないという文化です。こういうことも話していいのだということです。今デイケアの中では，男性にはそういうことを話すグループ，女性の場合にはお化粧のことなどを話すといったように，男性と女性を分けたプログラムも行っています。

　あるときこういうことがありました。社会でやっていることはすべて認めるというのが私たちのデイケアの方針です。あるメンバーから，男性だけでアダルトビデオを見たいので，そのプログラムを作っていいですかと申し出がありました。当然，無修正ビデオでなければ合法なので，レンタルビデオ屋さんから借りてきたのを見ていいよという言い方をしました。
　メンバーが5人くらい集まりましたが，結局それはなくなりました。なぜなくなったか？　メンバーのほうで「こういうのは一人で見たいと思います」ということになったからです。
　社会でやれていることを，デイケアだからやってはいけないということはまったくありません。むしろ，そういうことをタブーにしないとい

うことが大切です。

　また，以前のことですが，とても具合の悪くなった男性メンバーがいました。それに対して，同じメンバーが，その彼のうちに遊びに行きました。ジュースとかお菓子とかを買っていきました。そのときに，他に持っていったものがアダルトビデオ 10 本でした。それで，一緒に見ていたそうです。その人は無事入院しなかったのですが，そういうこともあります。

　社会において認められていることに関して，精神障がいの人だから認められない，ということはありません。もちろん，症状に影響するのでやってはいけないということは，絶対にしないほうが良いと思います。だからといってアダルトビデオを見なさいということではないですよ。そういうことまで含めて柔軟に考えるということが，私たちスタッフにできるのだろうか。むしろ，するべきだと思うということです。

6. るえかウエディング

　「るえかウエディング」ということで，私たちはデイケアの中で数回結婚式をやっています。次ページの写真は，統合失調症のカップルたちです。

　デイケアの中で結婚式をやるのは，とても大切なことだと考えています。ですが，もっと大切なこともあります。結婚式を挙げるのは当事者の二人ですが，私たちのデイケアでは委員会形式を取り，るえかウエディング実行委員会というような名前をつけて行っています。委員会の人たちはいろいろ企画を考え，写真のように衣装を着て余興もやります。

　参加する多くのメンバーは統合失調症です。プライムワークということばで説明したように，こういった経験があまりない。10 代半ばで発症したのなら，多くの経験をする以前です。ですから，親族の結婚式に

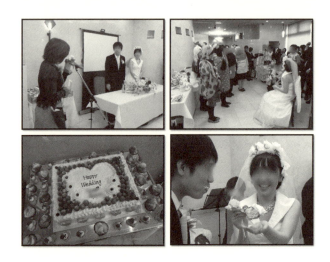

は行ったことがあるかもしれませんが，友達の結婚式に呼ばれた経験がない人も多いのです。10代，20代に発症したりすると，友達が結婚していくというところを後目に見ながら，引きこもった経験もあります。健康な私たちは，何回かは必ず結婚式に呼ばれます。そして，嫌かもしれないけど，挨拶や余興をさせられます。それを逆に考えましょう。結婚式は当事者二人のものかもしれませんが，この人たちは病気でなければやっていたイベントを，デイケアのプログラムで取り戻しているのです。

　実行委員というのは結構厳しい。時間もタイトだし，いろいろしなくてはいけないのですが，全部メンバーが自分たちで決めてやっていくようになっています。ここで思い出しましょう。デイケアのプログラムにdesire, needs, demand とありました。お腹が空いた，チョコレートを食べたい，GODIVA のチョコレートのところです。この委員会方式はGODIVA のチョコレートにあたります。楽しいだけではなくて，人の役に立っているという実感がある。ですから，このるえかウエディングというのは，結婚する二人のためのものですが，もっと大きくみると全

第7講 ヒジョーシキ・デイケア 特に「就労」「恋愛・結婚・出産」について 173

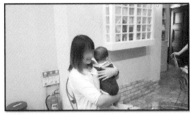 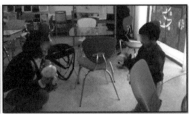

体のプログラムとして成り立っているわけです。

結婚式のような大イベントは，利用したほうがよいと思っています。デイケアの中ですが，正装をします。ご祝儀もちゃんと包みますし，桜茶もちゃんと飲みます。ちなみに，私もタキシードを着ます。

そのメンバーたちの一組に，赤ちゃんが生まれました。

ひだクリニックのある流山市は，東京のベッドタウンとなっていますので，新しい住民が多く，30代の夫婦が多い。おじいちゃん，おばあちゃんがいなくて，なかなか支援が求められないという場所です。ですから，子育てについてだれにも聞くことができないという場所です。子育ての孤立感から，子どもへの虐待ということも問題になってきます。

そこで，ひだクリニックセントラルパークを開設したときに，赤ちゃん連れデイケアを行いました。このプログラムは，今は「ひまわりKIDS」と呼んでいますが，本来子どもへの虐待を防ぐ目的で，お母さんたちが孤立をしないようにするためのものです。「結びつき」で，虐待は0にはなりませんが，それでも少なくすることはできるのではないでしょうか。

こういうプログラムもあります。「スノーホワイト」といいます。上の写真のメンバーは赤ちゃんを抱っこしています。自分が子どものときに，お母さんにどのように育てられたかということを思い出したという人がけっこういるのです。

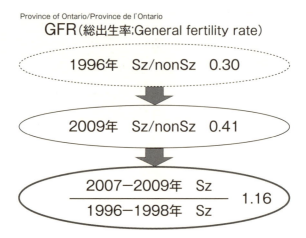

図7-6 カナダの統合失調症と一般の総出生率の比較
(Vigod, S.N. et al.: Schizophr. Res., 139: 169-175, 2012)

　これはお母さんがデイケアに参加している間，このように赤ちゃんのお世話をするためのものです。それで，お母さんは自分の好きなプログラムを受ける。赤ちゃん連れのデイケアなのですが，そこに来ている赤ちゃんの世話をしているメンバーたちの中で，何か新しいエモーションを起こさせるためのプログラムです。「スノーホワイト」というのは，白雪姫と7人のこびとが由来なのです。7人のこびとは，白雪姫のお世話をします。お世話をすることによってという意味を含めて，「スノーホワイト」という名前をつけました。

　次に，妊娠・出産時の支援の話をします。
　カナダのオンタリオ州は，健康に関するビッグデータを持っています。GFR総出生率を統合失調症の患者さんと統合失調症でない人を比べたデータがあります（図7-6）。1996年は一般の人に比べて，統合失調症の患者さんは30％の人しか出産をしていませんでした。10年後の2009年には若干上がってはいますが，それでも41％です。10年間の変化では1.16と増えてはいますが，まだまだ一般の人の4割のレベルに

第7講　ヒジョーシキ・デイケア　特に「就労」「恋愛・結婚・出産」について　175

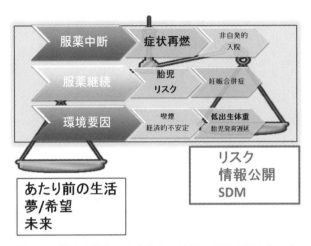

図7-7　統合失調症の患者さんの妊娠・出産の際のリスク

留まっているのが現状です。統合失調症の患者さんが出産，子育てをする環境はまだ整っていないということが言えるとは思います。

「夢や希望」を言うためには，当然のことながら一方で起こるリスクのことも話さなければいけません（図7-7）。

妊娠，出産をするためには，ある程度の時期，服薬を中断することが必要な場合もあります。妊娠に対して影響が少ない薬を選択しなくてはいけません。服薬中断で，症状が再燃し，医療保護も含めた非自発的入院のリスクもないとは言えません。

それから，服薬の継続をすることによって，胎児のリスク，例えば大奇形や，内臓の小奇形が生じるかもしれません。そして，妊娠の合併症。環境要因ではもともと精神科の患者さんでは喫煙率が高いということが言われていますし，経済的にも裕福でないかもしれない。そうすると，喫煙の影響は低出生体重や，胎児発育遅延のリスクにつながるということもちゃんと話さなくてはいけません。

厳然とした事実もあります。両親が統合失調症の場合，生まれてくるお子さんが統合失調症の可能性は50％です。両親のうちどちらかが統

表 7-3 統合失調症と「遺伝」

統合失調症は「遺伝」しますか？

片親	7～16%
両親	45～50%
同胞	8～14%
一卵性双生児	40～48%
二卵性双生児	10～17%
おじ／おば	2～5%
おい／めい	2～5%
祖父／祖母	3～5%
いとこ	2～3%

遺伝カウンセリングの利用
　いでんネット　http://www.idennet.jp/
　全国遺伝子医療部門連絡会議　http://www.idenshiiryoubumon.org/

合失調症の場合に，生まれてくるお子さんが統合失調症の可能性は 7～16% です。一般人口の場合はおおよそ 1% なので，15 倍のリスクあるいは 50 倍のリスクという現実があります（表 7-3）。

　こうしたこともきちっとお話をします。お話をしたうえで，私たちがしなくてはいけないことは，だから妊娠・出産をやめましょうと言うことではありません。情報を開示したうえで，本人たちが選んだことを一番安全にできるようにしていくというのが，本来の私たち支援者の仕事です。

　ちなみに，私がこの確率の話をして，やめたいと言った人は今のところいません。計画出産を考えたときに，そういう細かい数字まではわかっていなかったと思いますが，ある程度理解している人が多くて，それを確認するという意味合いも強いような感じがします。50% という確率が高いのか，低いのか，私にはよくわかりません。あるご夫婦は「半分は大丈夫なのでしょう」という言い方をされました。その通りだと思います。それから，「自分たちのときは統合失調症になってから初めは

わかっていなかったけれど，そんなふうになるかもしれない前にわかっていればより安全よ」と言った人もいました。ものの考え方かなと思います。

そのなかで，医師としてやらなくてはいけないことは何か。服薬を変更する場合には，症状管理をしなくてはいけないということは当然あります。ある種の睡眠薬は使えません。それから，抗てんかん薬も使えません。こういった薬剤の見直しがまず必要です。

それから，コメディカルスタッフにやっていただきたいのは，経済的な不安に関するケアです。困ったときにどういう人に頼れるかという，ヘルプしてくれる人のマップを作るなどということです。出産は赤ちゃんを産むまでですが，子育てはその子が成人するまでです。ですから，そのためにも母親が周囲にSOSをちゃんと出せるようにしないといけません。

7.「多分気づいているけれど，できていないこと」もろもろ

次に，多分スタッフは気づいているのだけども，できていないことについて話をしたいと思います。

「当たり前に生きてみよう」というのが，私たちのテーマです。当たり前と思っていることも，当たり前ではなくなっている人たちがいたというところから始まりました。

私たちは専門家として，見えないところでも，先のことはどうだろうかという視点を持つようにしないといけません。今困っていることと，少し大局的な眼，二つの眼をもつことが必要だということです。

一つの職種はどんなに頑張っていても，一つの方向にしか照らすことができません。医師は，その主は薬のことになるかもしれません。精神保健福祉士になると，生活のことや支援が主かもしれません。

一人では，いくら見ても限界があります。全体像が見えないかもし

あたりまえに生きてみよう

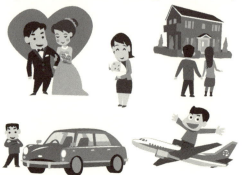

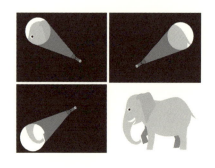

れません。でも，懐中電灯の数がたくさんあれば，それを寄せ集めれば全体像が見えていきます。ぜひ多くの職種と連携を取って欲しいと思います。医師は医師で，精神保健福祉士は精神保健福祉士で，小さく固まったりしていませんか。でも，専門性というライトは一方向しか照らせません。たくさんのライトで全体を照らすためには，職種間連携が必要です。これが最後の第11講における多機能型診療所につながります。

　「ことば」を変える。「視点」を変える，ということについて述べます。「視点」を変えるということは，「始点」を変えることでもあります。

　患者さんの社会参加ということに関しては，いくつかのアプローチがあります（図7-8）。

　心身機能・構造や病状などに働きかけるリハビリテーションの活動に

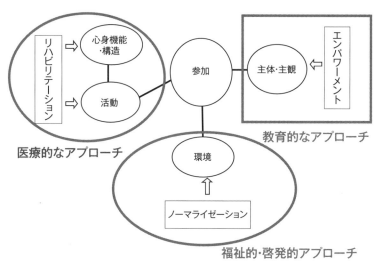

図 7-8　社会参加を支える構造

関しては，医療的なアプローチが必要です。また，主体・主観をしっかり補助するエンパワーメントに関しては，教育的アプローチ。環境などのノーマライゼーションに関しては，福祉・啓発的なアプローチが必要です。

　これまでは医療的アプローチの話を中心に，少しずつ主観の大切さ，常識を疑うことの話をしてきました。それから，デイケアのオープンエンドプログラムという構造や，地域でお金を使うことの意義，NIMBYのNを necessary に変えていける可能性の話をしました。これら全体で社会参加を支えます。

　翻って根本的な質問です。スタッフは，メンバーに関心を持っているでしょうか。
　第4講で，後藤雅博のこんな話を出しました。

　「今日は，るえか式心理教育の話をしてもらったんだけれど，どこに

も定義なんかなかったですよね。でも，定義はなかったけれど今日の話を聞いていて『あるもの』があった。
　皆さんは『愛』の反対語ってわかりますか？」

この答えはなんでしょう。

　The opposite of love is not hate, It's indifference.
　愛の反対語は，憎しみではない，無関心だ。

こう語ったのは，ナチスのアウシュビッツ収容所を生き延び，1986年ノーベル平和賞を取ったエリ・ヴィーゼル（Wiesel, E., 1928-2016）です。ナチスの横暴に関して，世界の人々が無関心であったことが，あの悲劇を大きくしたと言っているのです。
　私たちは支援者という名前のもとにいろいろなことを行っていますが，本当にメンバーに関心を持っているのでしょうか。
　後藤雅博は，次いで，

　「定義はなかったんだけど，関心を持って関わっていることがわかりましたよね」

と言われたのです。
　ぜひ覚えておいてください。私たちはナチスのホロコーストのようなことはしません。でも，無関心であったりすると，もしかすると小さなホロコースト，小さな殺人はやり続けるかもしれないということです。
　関心を向けるとは，個人に視線を向けるということです。次ページの左のイラストは，デイケアでよく行われている料理プログラムです。カレーライスを作るというシーンとしましょう。
　「今日何を作りましたか？」「カレーライスを作りました」「良かった

第7講　ヒジョーシキ・デイケア　特に「就労」「恋愛・結婚・出産」について　181

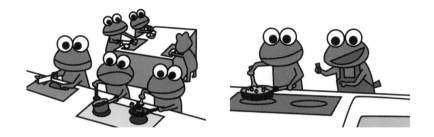

ですね」「何をしましたか？」「玉ねぎを切りました」で終わってしまいます。そうすると，これは料理のプログラムではなくて，イベントになるのです。つまり 20 人分のカレーを作るイベントなのです。

　でも，メンバーにとっては，生活で必要なのは今日食べる分，明日食べる分，3 日分のカレーを作ることのほうが大切です。つまり全行程を 1 人で行えるようなプログラムなのです。

　20 人分のカレーを作って，家に呼べるような統合失調症の患者さんがいると思いますか？　いたらきっとその人は統合失調症ではないと思います。

　みんなで料理を作るイベントやパーティーもいいのですが，本当に必要なリハビリテーションというのは，ありあわせのもので，今日，明日，明後日の 3 日分の自分が食べるものを用意できる技術を身につけることです。そのためには，右のイラストのように個別の関わりをしないといけない。これが，本来の意味での program oriented DC あるいは purpose oriented DC のやり方です。

　「ことば」を変えるということも大切です。
　トム・クルーズ主演の『マイノリティ・レポート』という映画があります。特殊な能力を持った人がいて犯罪を未然に予知できるということで，あらかじめ行動して犯罪を未然に防いでしまおうという SF 映画です。

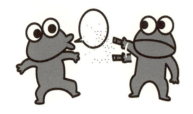

七味かけて、きいてへん？

「未然に防ぐ」というのは，ある種の過剰な防衛です。「だます，出し抜く，悪口を言う」ということは，自然な感情，行動として健康ならば誰しもがもっていることだと思います。それはメンバーにとっても本当はいいことなのだけれども，スタッフは陰性感情をもちやすい。そうすると，私たちは過剰な防衛をしてしまい，問題行動を先に見つけてしまうということがあるかもしれません。

「七味かけて，きいてへん？」

七味をかけて聞くということは，厳しく聞くということかもしれませんが，スタッフでいえば，この人は問題のある患者さんだと思っていると，患者さんが普通のことを言っていても，こちらが陰性感情を持っていると，あらかじめ「七味をかけて」強く聞いてしまっていることを意味します。これは，本質をついていると思います。

陰性感情を決めるのはスタッフなのです。メンバーはスタッフに対して嫌味を言うこともあるかもしれないし，そのことばの裏にはいろいろな意味があるかもしれないけれど，少なくともことばはことばなのです。それを，こんなふうに七味をかけて聞いているのは私たちのほうなのです。メンバーにとって「だます，出し抜く，悪口を言う」ということが非常に良い健康へのバロメーターだということだと私は思っていますが，真っ向から反対しますね。

個人的な経験ですが，子どもの頃，曼珠沙華を家に持って帰ったら，母に怒られたことがありました。曼珠沙華は彼岸花といいます。その他，死人草，幽霊花，子捨て草ともいうそうです。怖い呼び名ですね。なぜそのように呼ばれているかというと，花はあるのですが，葉っぱがないからです。それで縁起が悪いという花ということになっています。

韓国では，この花を相思華(サンチョ)というそうです。これは花が咲いているときに葉っぱがない。葉っぱがあるときには花がない。だから，葉っぱは花を焦がれて，花は葉っぱを焦がれる。両方一緒にならないので，互いのことを思いやるという花だそうです。日本とはまったく反対ですね。ちょっと見方を変えると，全く変わるということです。

　介護の分野では，「体位変換」ということが言われています。褥瘡予防にはなくてはならないことでしょう。何気なく体位変換と使っていますが，実はこれは支援者の目線です。確かに，褥瘡ができないようにするために体位を変換しているのです。3時間ごとに一回。これをやらないと，褥瘡ができてしまいます。

　ことばを変えてみます。本人を主語にすると，「寝返り介助」なのです。同じことばを言っているのだけれども，どこを起点にするかで，意味が変わってきます。「体位変換」だと，何時間に一回かやらなければいけないという義務的な意味が生じます。「寝返り介助」ならば，何かきつそうにしている，痛そうにしているからそのお手伝いをしましょうということになります。これがことばを変えるということです。

　ことばを変えると，行動が変わってきます。行動の意味が変わってくるということです。

　明治の世の中，英語教師をしていた夏目漱石の生徒が翻訳をしていました。「I love you」という文を，どう訳していいかわからなかったので，漱石に聞きました。漱石はこう答えました。「日本では，愛しているなどと直接的なことは言わないのだから，月が綺麗ですね，とでも訳すればよい」。実際に漱石の言葉であったかは諸説ありますが，有名なエピソードとされています。

　私たちには夏目漱石のような想像力はありませんが，一つのことばに込められていることに関して，私たちはどのように想像力をもつことができるのか。そういうことを日々のリハビリテーションの中に入れていくと，とても豊かなリハビリテーションになると思います。

第7講 summary

　この講では，特に職業リハビリテーションと恋愛，結婚，子育てについて考えてみました。

　その具体的な方法，前々講と関連しながら，ことばを変える，視点を変える。この点についての大切さを確認しました。

第8講

プログラムの
スッキリ・スキル

1. 常識を疑うって，できる？

　常識を疑うということはできるのでしょうか。なかなか難しいです。Evidence based medicine（EBM）という用語があります。根拠に基づく医療ということです。今は何でも根拠が求められます。そういう風潮について考えてみましょう。

　皆さんが今からスカイダイビングを行うとしましょう。

　パラシュートをつけて降りるのと，そのまま飛び降りるのと，皆さんはどちらを選びますか？

　みんなパラシュートをつけますよね。なぜですか？

　命が助かりそうだからです。でも，誰もこの比較テストをした人はいません。例えば，無作為に，あなたはパラシュート，あなたはただ飛び降りる，そのどちらのほうが，より救命率が高かったかというデータは当然ありません。皆さんは，エビデンスはなくても，絶対パラシュートをつけるほうを選ぶはずです。

　エビデンス，根拠はとても大切です。しかし何もかもエビデンスに頼るということになると，同じ EBM でも「evidence biased medicine」になってしまいます。エビデンスばかりに偏ってしまった考え方です。

　私たちがやっている臨床というのは，今までの成功体験とか，良かったこととか，成功したことをもとにして，あるいは失敗例を顧みて，こ

データと専門用語の世界の「引きこもり」

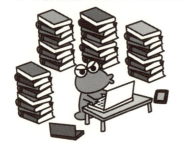

の人にはこういったアプローチが当てはまるのではないかと思うことで行っている「experience based medicine」ではないでしょうか。

　もうひとつ，対人援助職に大事なことは，何とかその人を援助したいという情熱。そういうものに基づく「emotion based medicine」です。

　同じEBMでも，これだけのバリエーションがあると思ったほうがいいのかなと思っています。これらを大事にしながら，やはり自分の経験値を凝集していくということが，私たちには必要だと思います。

　私たちは，データと専門用語ばかり見ているばかりでは仕方ないのです。「引きこもり」的でその世界からなかなか出て行けない。

　このようにデータと専門用語にばかり偏っていると，関心から外れたりすると，自分の外側で起きていることがわからなくなります。ですから，近くでおぼれている人がいても，自分の範疇ではないよといって，知らない振りをするかもしれない。

　これは私の仕事の範疇ではないから，この人にお願いしましょうとか，この人に顔つなぎをしましょうというのならまだいいでしょう。でも，これは私の仕事ではないからといって，他人事であるかのように悠々と音楽を聞きながらタバコを吸っているようなスタッフにはなって欲しくないと思います。

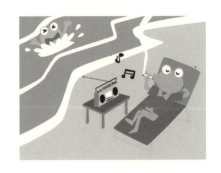

R.K. ソーヤー『学習教育ハンドブック』に，このような数学の問題があります。

> **＜方程式で表した問題＞**
> x × 6 + 66 = 81.90　xを求めよ。
>
> **＜ことばで表した問題＞**
> ある数字を6倍して66を足すと，81.90になります。
> ある数字とはいくつでしょう？
>
> **＜ストーリーにした問題＞**
> ウエイトレスのアンの時給は6ドルです。
> ある日，アンは合計81ドル90セントを稼ぎました。
> そのうちの66ドルはチップです。
> この日，アンは何時間働いたのでしょうか？

　私たちが学校で算数や数学を習うときに，計算の練習問題，応用問題，文章題という順番を経験してきました。

　学校の教科書ではこの順番で習います。まず方程式を計算問題で学び，応用問題，そして最後に文章題を学びます。つまり，方程式が一番簡単だということですよね。では実際にこの問題の正解率を見てみます。正解率がもっとも高いのは，どれだったと思いますか？

　方程式の正解率は42％です。応用問題は61％です。最後，一番難しいと思われている文章題はなんと70％だったそうです。私たちは一番目の計算問題から学んでいますが，私たちが学んできたことと逆です。数学の教育分野では，このような問題意識が出ています。

　VISAカード創始者のディー・ホックがこんなことを言っています。

　　問題は，いかにして革新的なアイデアを得るかではなくて，いかにして旧い考え方を捨てるかだ。

いかにして旧い考え方を捨てるか。でもすべてを捨てるのは難しいし，勇気がいることかもしれません。では，少し変える，少し捨てる，というのはどうでしょうか。

以前，もう亡くなったのですが大滝泳一と山下達郎の対談がありました。山下達郎の曲はどれを聞いても同じように聞こえます。大滝泳一が山下達郎に「山下君はいつも同じような曲で，ちょっと変えているような曲をたくさん使うよね。それこそがファンに対する一番の愛情だ」というような言い方をしたそうです。

つまり，同じようなものだけど，ちょっと変える。その時宜に合わせてちょっとだけアレンジを変える。

ゲーテは次のように言っています。

数千年このかた，じつに多くの偉人たちが生活し，色々と思索してきたのだから，いまさら新しいことなどそうざらに見つかるわけもない。
先祖から相続したものをわがものにするためには，改めて獲得せよ。利用しないものは重荷だ。その時々につくったものでなければ，その時々の役に立たない。

つまり，ベースを持ちながら，改良を加えないといけないということを言っているのです。

では改良とは何でしょうか。改良を考えるためには，先の算数の問題のように，常識だといわれたところを，もう一度見直すことかもしれないと考えます。

「守破離」ということばがあります。どんな芸事でも最初はお師匠さんの言うことを「守」る。次に，お師匠さんのいいつけを「破」って，そして，そのお師匠さんから「離」れていく。それが芸事です。

中島敦の小説に『名人伝』があります。昔の中国の邯鄲に紀昌という弓名人がいました。この弓名人はどんなものも打ち落とせるということ

で，国中の賞賛を浴びていました。あるときに，山に行くと，僧侶がいて，空をにらんだ瞬間にそこを飛んでいる鳥が落ちた。それで本当の弓というのは，そういうふうになることだと，弓を捨てて，お師匠さんを離れて空をにらむ練習をしました。それで鳥を落とせるようになったので，邯鄲に戻ってきました。そうすると，その人はもう弓を扱わなかったのですが，その人の家の上を通る鳥が一匹もいなくなった，ということです。

あるとき，この人が友人のところに行きました。そして，友人の家に飾ってある弓を見て，「これは何ですか」と尋ねたという話です。

つまり，最初は伝統を守る。それを少しアレンジしていく。アレンジの幅は小さいものでまずは充分です。そして，最後は本当に自分のものにするということになります。

私たちはまだ「守」でしょうか。せいぜい「破」に行っている人が少しいるかもしれませんが。逆に言うと，「守」がしっかりしていないと，「破」へは行けません。ですが，少しアレンジをするということも，ぜひ一緒に学んでいきましょう。先ほどの料理の例でいえば，料理というだれもがやっていることに対してアレンジします。ひとつのプログラムを全員でやることも大切ですが，本当に大切なのは少しアレンジを変えて，その人を支援することです。

るえかでは，外出プログラムのときでも点呼は取りません。点呼を取るということは，メンバーを大人扱いしていないと考えるからです。

デイケア旅行の待ち合わせの場所は，新幹線の座席でした。メンバーは，統合失調症という病気を持っていても大人なのです。

内海健は，『スキゾフレニア論考』という本で，働

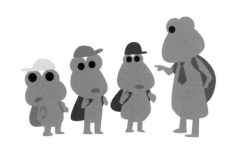

くということをテーマにして，働くことを括弧に入れて，疑問符で考えましょうと言っています。

　もちろん働けるようになることは歓迎すべきことであるし，治療者としては喜ばしいことである。
　だが，仕事に無条件の妥当性をつい与えていないか注意する必要がある。

　（略）ひるがえって，われわれにとって仕事とは何であろうか。それはとりあえずやっているだけかもしれない。食うためにやっていることは確かだろう。あるいは仕事をしているほうが狂わないかもしれない。それは厄介な問題を忘れさせるし，根源的な不安へと目覚めることからわれわれを免れさせる。

　このようにして時にはわれわれの拠って立つ岩盤を，ニヒリズムに陥らぬ程度に，穿ってみることも必要だろう。
　自分たちの日常性を俎上にのせることなく，自明性の安寧にまどろみ，そこから一歩も出ようとしない者が，いかにして分裂病者（ママ）を支えることができるのだろうか。

「われわれの拠って立つ岩盤を，ニヒリズムに陥らぬ程度に，穿ってみることも必要だろう」というのは，ちょっと自分の立場を疑ってみようということです。疑うためには，改良ということを考えないといけないし，疑えるためには，ベーシックなしっかりとした考えがないといけないということもあります。

Read, think more, do the most!

表 8-1　アドヒアランスに必要な要素

1. 適切な治療関係の構築
2. 薬物治療の最適化
3. 心理教育を通じての情報の共有
4. Shared Decision Making（SDM: 意思決定モデル）への参加
5. 認知行動療法的工夫
6. Peer to peer（当事者間），family to family（家族間）アプローチ
7. 口腔内崩壊錠や持続（効）性注射剤などによる投与方法の工夫

（前田正治：臨床精神薬理 2007，一部加筆）

とにかくまずは本を読みましょう。次にもっと考えてみましょう。最後に身体を動かし，行動してください。

2. 失敗する権利のホショー

行動をすると，当然のことながら失敗することもあります。これはメンバーだけではなくて，スタッフでも同じことです。ですが失敗をする権利を保証したいと思います。

アドヒアランスに必要な要素は何でしょうか（表 8-1）。薬をちゃんと飲めるためには，適切な治療関係があることや，薬物療法が最適であること。心理教育や情報がちゃんと入っていて，SDM に参加できていること。認知行動療法的な工夫や，ピアの介入。あるいは飲みやすい薬を使っていることなど，いろいろあります。

次ページの写真は，ある患者さんの自宅の光景です。

統合失調症の方なのですが，ちゃんと 3 週間か 4 週間に 1 回必ず外来受診をします。時間も予約時間 1 時間前にきっちり来ます。でも，何度も再発をしています。薬が飲めないのです。

写真の上の辺り，テーブルの横の，小さく丸で囲ってあるところに薬があります。でも，これでは薬がどこにあるかわかりません。

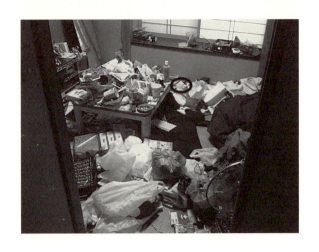

　この人は，病識もあります。いわゆる医療に対する信頼感もあります。でも，再発をしてしまいます。薬を飲めないからです。こういう人に関してできることは，もちろん再発予防をすることですが，それは医療的な介入ではなくて，「お掃除」です。
　再発をするということだけを見ると失敗です。薬が飲めないということを考えると失敗です。だけど，失敗する理由をちゃんと考えないといけない。この人に対して，いくらいろいろなことをやったとしても，まず一番必要なことは「お掃除」なのでしょう。
　失敗する権利の保障ということについて，よい例は，『ぐるんぱのようちえん』（西内ミナミ作・堀内誠一絵，福音館書店，1966）という絵本です。
　象のぐるんぱは，ずっと一人ぼっちで暮らしてきました。すごくきたなくて，くさいにおいもします。
　ときどき，さみしいな，さみしいなと言って，耳を草にこすりつけています。もしかしたら，リストカットを繰り返している患者さんのような行動なのかもしれません。
　ジャングル全体で会議し，ぐるんぱを働きに出すことにしました。み

第8講　プログラムのスッキリ・スキル　193

んなでぐるんぱを川に連れていき，洗います。職業準備性でしょうか。

最初に行ったのがビスケット屋です。特大ビスケットを作ったのですが，あまり大きくてだれも買わず，特大ビスケットをもらって追い出されました。次に行ったのが，お皿作りのところ。大きなお皿を作ったので，また追い出されます。次の靴屋も，ピアノ工場，自動車工場も同じことでした。これは，精神障がい者の就労の1年継続率41.5%と同じかもしれません。一生懸命頑張るのだけど，失敗を繰り返しています。

しょんぼりしてそれらのものをかかえていくと，12人の子どものいるお母さんに会います。忙しいので，子どもと遊んでくださいと頼まれ，ぐるんぱはピアノを弾いて歌います。ビスケットをちぎって子どもたちにあげます。

それでようちえんをひらきます。大きな靴でかくれんぼ。お皿はプール。ぐるんぱはもうさびしくなくなりました，という話です。

これは，失敗してもそれが何か益になるという寓話です。

失敗をしても，失敗の経験は形を変えて活きていくということの例です。私たちはメンバーに失敗することの権利を保障しているのでしょうか？

これはメンバーのことですが，スタッフについても同様です。

スタッフに言っているのは，まず「アタマ」をかいてください。次に「汗」をかいてください。「恥」もかいてくださいということです。

今，スタッフは汗もかかなければ，恥もかくことを恐れている人がいっぱいいます。スタッフも失敗していいのです。ですから，失敗することを恐れて，明るいところばかりで鍵を探すのはやめてくださいということです。

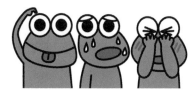

「アタマ」をかく、
「汗」をかく、
「恥」をかく。

3. 「医療資源」としての家族

　京都の怪談で，子育て幽霊の話があります。

　昔，夜な夜なある白い着物を着た女の人が，「飴をください」と深夜に飴屋に来ます。毎夜，一つか二つ飴を買って帰ります。ある晩，それを不審に思った店主が，その女のあとをつけていくと，墓地に入っていく。そこで女の姿が忽然と消えます。そうすると，その場所から，赤ちゃんの泣き声がする。それで，店主がそこを掘り起こすと，女が埋葬されていて，埋葬された後で生まれた赤ちゃんが傍にいたという話です。この怪談から名物となったのが，京名物の幽霊子育て飴です。今では，これを食べると，乳が良く出るという縁起物として売られています。京都の例を出しましたが，日本全国同じような話があるようです。

　これから考えられることは，家族，つまりお母さんと子どもというのは最初，切っても切れないような関係から生まれてくるということです。お母さんは死んでも子どものことを考えている。

　しかし，私たちの家族教室では，子どもとお母さんは別々の人生を歩みましょうという話をします。しかし，その前提として，お母さんと子どもは離れることができない存在だということがまずある，ということも話します。

　こういった話題もあります。生物学者のアドルフ・ポルトマン（Porttmann, A., 1897-1982）の『人間はどこまで動物か』（岩波新書，1961）では，生理的早産説という概念が述べられています。

　ポルトマンは「人間は満1歳になって，やっと他の哺乳類の赤ちゃんが生まれたときの発育状態にたどりつく。そうだとすれば，人間の妊娠期間は現在よりもおよそ1年間延ばされて約21カ月になるだろう」と述べています。

　人間の赤ちゃんは，生後1年あまりで立ち上がるようになりますから，それを基準にすると，他の哺乳類と比べ1年あまり早産をしている

ことになります。
　ポルトマンは，生後1年間を「子宮外の幼少期」と呼び，この1年間は，母親の胎内にいるような気配りをもって育てられなければならないと指摘しています。
　人間というのはもともとお母さんと一体化したところから生まれます。
　サナトリウム，保養所です。保護的な雰囲気に満ち，家庭の中に緊張や対立が起こらないような家族特性を指します。また，ささいなことに対し，先回りし「手厚すぎる」介入をする家族特性もあります。このような家族を「サナトリウム家族」といいます。

　神田橋條治はこんなことを言っています。

家族が対話なんかしたらおしまいだ。雑談するのが良い。

　その通りだと思います。「家族というものは，評価をされたり，教え込まれたりするものなのですか？」という家族からの質問があったことを述べました。同じです。対話なんてしなくてもいいのです。雑談でいいのです。患者さんを恐る恐る扱っている家族は雑談なんかできない。怖いから。何か言ったら怒るかもしれないからでしょう。波風なんか立たないほうがよいわけです。
　鮑のお鮨はおいしい。皆さん鮑を海に潜って採ったことがありますか。鮑は，「磯の鮑の片思い」ということばがあるように，とてもかたく岩にへばりついています。採るのもすごく大変です。無理やり，刃を入れて，はがすのですが，採ったばかりの鮑は表面がグチャグチャになります。でも，お鮨屋さんに並ぶ頃にはきれいになっている。
　ものすごくがっちりつながっている家族では，最初は大きな力がいるかもしれませんが，元に戻ることができるということを考え合わせるこ

とができます。母子分離の話をするときに，この鮑の例をよく出します。最初はすごい力がいるのだけど，やがて傷がきれいになって，お店に出せるようになるので，元に戻るのです。時間が思わぬ味方をしてくれますし，今の苦労は苦労でも，やがて身になるような苦労ではないでしょうか。

　このように強固なものでも，やがて戻っていくということです。その最初の段階においては，一体化しているのですが，どこかで力を入れる時期が必要です。

　古事記の例です。スサノオノミコトが暴れたので，嫌気がさして天照大神が天岩戸にこもったという話です。スサノオノミコトは高天原にいて，自分の死んだお母さんに会いたいと大暴れします。それで高天原を追われ，地上に追いやられます。こういう人って，よくいませんか？
　暴れたスサノオノミコトはどうなったかというと，地上の世界に行って非常にいいことをします。彼はヤマタノオロチという大蛇を退治します。ヤマタノオロチは八つの頭を持っているのですが，民間伝承では，この大蛇は川の氾濫を象徴するとも言われています。スサノオノミコトはその大蛇を退治した，すなわち氾濫の治水工事を行ったわけです。天（家）から出されたけれど，結構いい仕事をしたのです。

　最初は母子密着がかっちりしているけれど，それをあえて離していく。それには鮑を岩から切り離すようなもので，大変な労力がいりますが，しかし，やがてその傷は癒えていきます。そして，家から出たら，新しいことを行えるということを考えたりすると，一人暮らしをして，母子分離を図るということも実は大切なのかなと思います。
　私たちのクリニックの周辺では今，150人以上の方々が一人暮らしをしているのですが，そのような理由にもよります。「親亡き後の心配」，実はその解決策の一つは「親あるうちに目鼻をつける」ことです。

ですが，急な一人暮らしにはつらいこともあるので，一工夫されたプログラムがあります。「もう少しお母さんに甘えたい」気持ちを活かすために作られた，「ママだいちゅきっこクラブ」です。

これは，メンバーが作っているユーモラスなグループなのですが，鮑でいえば無理やり岩からはがされたメンバーに対して，みんなで同じようなことを言える場所があったらいいなということで生まれました。

ここのルールは面白いのです。自分のお母さんのことをママと呼ばないとダメだとか。あいさつ代わりに，自分のママの好きなところを三つ言うとか。そういうユーモアあふれたルールがあるのですが，母子分離をしなくてはいけないときに，逃げ道やガス抜きとして作ったプログラムです。

何か私たちが本人の意に反するようなプログラムをするときには，フラストレーションがたまってしまうということを前提にして，必ずそれを解除するプログラムを一緒に作っておかなければいけないということです。支援をするということはとても必要なことかもしれませんが，その支援には必ず落とし穴(ピットフォール)があって，落とし穴にあらかじめどれだけ配慮しているかということが必要だということの一つの例です。

2011年7月に，日本統合失調症学会が札幌で開かれました。そこでリバーマン (Lieberman, R.P.) が次のように述べました。

"The real voyage of discovery consists not in seeking a new paradise but in having new eyes."

「発見の本当の旅というのは，新しいパラダイスを見つけることではなくて，新しい視点をもつことだ」ということです。マルセル・プルースト (Proust, M., 1871-1922) を引用したこのことばは，新しい視点というものを考えるにあたって，家族というものが大事な医療資源になる

ことを示唆しています。

　心理教育の中で，家族というものは評価される対象でしょうか，という疑問や，教育の本義は「教え育てる」だけでは不十分と述べましたが，家族を味方につけるということが治療に対して重要になります。家族を味方につけていないと，母子分離はうまくいきません。味方につけてもうまくいかないこともありますが，少なくとも一緒にやるという共通の認識を持っていないと，母子分離はできないのです。そうすると，新しい医療資源として家族ということを考えたほうがいいということになります。

4．知恵と経験の豊かな水源（ピア）

　もうひとつ旧くて新しい水源があります。
　知恵と知識の話をしましたが，知恵のあるいは経験の豊かな水源となるのが，ピアです。
　もともとピア（peer）という用語は，船舶用語だそうです。船の横にかかっている板のことだそうです。例えばボートでは横同士に座ります。横同士の関係とか，同じ経験をしている関係ということから発展して，同じ経験をしながら少し先を行くような関係，同じような悩みを持ちながらも自分の経験を活かして助ける役目を持った関係に変わっていったと思われます。
　私は以前「臨床精神薬理」（星和書店）に，「日本でのデポクリニック実施を目指して」という文章を書いたことがあります。そこで「お世話をする」ということについて，次のように書きました。

　　サンスクリット語に起源をもつ「世話」というよく使われることばがある。この語源は「セイバー」だといわれている。
　　また，セイバーには「横」という意味もあるらしい。「世話をする」

表8-2　ピアサポートの３つのタイプ

・非公式（自然発生的）ピアサポート
・利用者またはピアが運営しているプログラムに関与しているピア
・伝統的なサービスにおけるサービスと支援の提供者として雇用されているピア

Davidson et al.（1999）：Bradstreet（2006）

というのは世話をする人も受ける人も「横」にならんだ同等の関係にあることを示し，それはピア同士の関係とおなじものなのである。

　チームというのは，「共通の目的，達成すべき目標を持ち，そのためのアプローチを共有し，連帯責任を果たす補完的なスキルを備えた」集合体といえます。
　一方，ピアは「意見に耳を傾け，建設的に反応する。ときには主張の疑わしき点も善意に解釈し，関心事や成功を認める」といった価値観を重要視します。これがピアの意味です。チームの目的達成にはこのピアの価値観はとても大切です。チームとピアは重なる部分も多いのです。
　ピアサポートには三つのタイプがあります（表8-2）。
　非公式（自然発生的）というのは，例えば，デイケアの中で「俺はこの薬を飲んでこんなふうに良くなったのだから，それをお前，先生に聞いてみれば」みたいなアドバイスをすることにあたります。
　日本ではまだ，ピアサポート，ピアスタッフ，ピアスペシャリストと，用語がなかなか一致していないのが現状です。ピアサポートが原初的な形と考えると，自分の経験を他の人に語るので，押し付けがましくなってしまう可能性もあります。「俺はこうできたのだから，お前もそうしろ」みたいになってしまうという弊害だって０ではない。一方で，ピアスタッフそのものが権力を持っていると，プチスタッフになってしまう恐れもあります。それから，ピアスペシャリストの場合は，どのように訓練され，ピアとしての専門性を確保していくかという問題もあります。

「精神科臨床サービス」（星和書店）の2013年1月号の中に，「ピアが開く新しい支援」という特集がありました。一方で，「精神医療」（批評社）からは，2014年に「ピアスタッフの現在と未来」という特集が組まれたくらい，ピアが注目を集めているのも事実です。

どちらかというと，「精神科臨床サービス」はピアスタッフの良いところ，利点を書いています。一方「精神医療」のほうはどちらかというと，ピアスタッフが新しい医療体系の中に取り込まれていくことで，本来持っているピアの良さがなくなっていくのではないかという危惧を取り上げています。

この二つの視点はとても重要で，ピアの独立性とその一方で既存の構造に組み込まれ，単なる「便利屋さん」に堕さないようにする注意も促しています。

私たちの法人のピアスタッフの例を出しましょう。なつみさんです。この人のピアサポートはすごい，と思っています。

ある女性の統合失調症の患者さんがいました。拒薬です。まったく飲まない。ピアがいくら言っても，「時間をあげても」いっさい飲まない。

ピアのなつみさんが，「私とあなたは同じ統合失調症ですよ」と言うのだけど，彼女は「嘘」と言い，断固として薬を飲まない。

困ったなつみさんは，何をしたかというと，彼女は持効性注射製剤を使用していたので，自分も同じ病気であることをわかってもらうために，彼女に自分が注射を打たれているシーンを見せたのです。これは，私たちはできない。すごい行動だと思います。こういうことはピアにしかできません。彼女

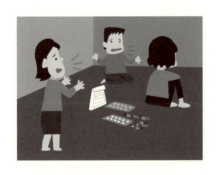

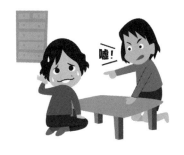
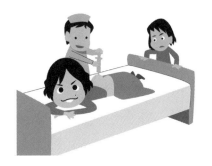

はなつみさんの行動をみて、めでたく薬を飲み始めた……というようなハッピーエンドではないのですが、それでも少しだけ態度は軟化したようです。

第5講で、専門家は知識、ピアは知恵という話を木のベッドにたとえてしました。知識と知恵が同等にあると、ベッドは良くなって、患者さんは下に落ちることなく安心して眠ることができます。

5. 多職種連携のキモと勘どころ

次に多職種連携の話をしていきます。これは第11講につながります。

1991年のホガーティ（Hogarty, G.E.）の、よく引用されるデータがあります（図8-1）。103名の患者さんの退院後の薬物療法（DT）・家族療法（FT）・生活技能訓練（ST）の組み合わせによる統合失調症の2年間の非再発率を追ったものです。

最初の半年くらいはどの治療を選択してもそんなに差はありません。でも、統合失調症の治療は何年もかかるものです。それで25カ月みてみると、わかるのはいろいろな治療を組み合わせた群のほうが薬物療法単独よりもはるかに、非再発率が高いということです。つまり多くの職種が、その専門性を活かし、その職能を全うすることほど患者さんの予後によい影響を与えるものはありません。当たり前のことですが、こ

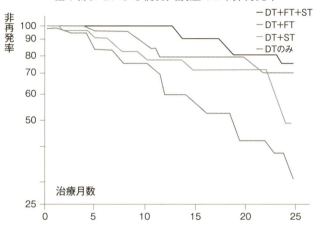

図8-1 組み合わせによる統合失調症の2年非再発率
(Hogarty, G.E.: Arch. Gen. Psychiatry, 1991)

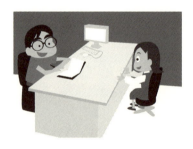

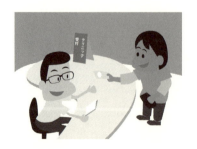

ういった点は何度も何度も繰り返して思いだしたほうがよいでしょう。

患者さんが会う最後の専門職はだれでしょうか？

まず，診察室で医師に会います。それで受付でお金を払って帰ります。

そして，ほとんどの場合，調剤薬局に行きますので，患者さんが診察を受けて最後に会う専門職は実は薬剤師なのです。

これは，忘れられがちなので

す。診察室の中から外に出て行くと，医療機関としての診察の単位としては，一旦は終わるのですが，患者さんの行動パターンでいうと，最後に会う専門職は調剤薬局の薬剤師です。

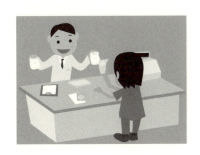

そうすると，調剤薬局の薬剤師に，何か情報をもらえるようなシステムを使っていくと，医療機関の中では見えないようなことがわかるということになります。

ですから，調剤薬局の人をどう医療機関と連携させていくかということが，とても大事になります。ただ，その一方で，医薬分業というのがあり，一つの医療機関が特定の薬局に誘導するということは禁じられています。そういう問題は当然まだ残っているのですが，最後に会う専門職，この価値を活用しないのはもったいない。もしかすると次回の受診の善し悪しが決まるのではないかと思っています。

6．マトリョーシカ人形　DC in DC

ここでは，デイケア・イン・デイケアの構造の話をします。デイケア・イン・デイケアとはどういったものでしょう。

何度も話が出ましたが，デイケアの構造を考えるときに，まず「居場所としてのデイケア」があります。そして，信頼する人がいるということで行きたくなるデイケア。さらに，プログラムが自分に役立つというモチベーションから行きたくなるデイケア。つまり，将来の目標が見えるから行きたくなるデイケア。四つのｐのデイケアです。

作業療法士の山根寛が書いている「パラレルな場」という文章があります。

場を共有しながら，他者と同じことをしなくてもよい。
　集団としての課題や制約を受けず，自分の状態や目的に応じた利用ができ，いつだれかが訪れても，断続的な参加であっても，わけへだてなく受け容れられる。

　これがよい集団だと書かれています。これは山根先生が作業療法の専門家なので，「作業療法における場」ということで言っておられるのですが，基本的にはデイケアの中でも同じことだと思います。
　第3講で紹介したような「雑踏ケア」「バザールケア」の名の通り，多くの人が参加できる許容量が多いデイケアというのは，非常によいデイケアです。でも，ここに参加できないメンバーに対してどうするかという配慮が必要であるということも述べてきました。
　そして，人は集団に入っていくときには，自分が受け入れられたい，認められたいという「集団への帰属意識」があります。統合失調症の患者さんの所属への欲求とか，資格とか免許に対するあこがれもこれにあたります。
　そして，いくらそのような中に入っても，やはり人間は個というものがありますから，私は私でありたいという「個の自己意識」も同時に持っているということも考えておきたいと思います。

7. 水戸黄門　～コンテクストで変容する～

　心理教育の最後には，必ず『水戸黄門』を歌います。

　　人生楽ありゃ苦もあるさ　涙のあとには　虹も出る
　　歩いて行くんだ　しっかりと
　　自分の道を　踏みしめて

人生勇気が必要だ　くじけりゃ誰かが先に出る
あとから来たのに　追い越され
泣くのがいやなら　さあ　歩け

　これは歌詞を読むとよい歌なのです。リハビリテーションってこんなに苦労をしないといけないのかなと思うかもしれませんが，ここで発想を少し変えてみます。
　この歌詞を『どんぐりころころ』のメロディで歌ってみましょう。
　明るくなりませんか。同じ歌詞を歌っていても，メロディを変えるだけで，全然印象が変わってきます。同じ文脈が変わってきます。
　私たちが今やっている仕事というのは，歌詞の部分だけをみると変わらない。だけど，私たちが少しだけ考え方を変えたり，メロディを変えたりすることで，同じものが全く変わってみえるのです。
　このようにすると，同じことをやっていても，私たちの想い方次第，やり方次第で，全然違うものになることができるということです。

第8講 summary

　この講は，プログラムのスッキリ・スキルとしていますが，本質は「家族」「ピア」との協働を強調しています。

　そのベースにあるのは，「常識を疑う」ことです。改善，改良の種はこの「疑う」ことから始まります。
　私たちはやっている見慣れたやり方を手放していくということが必要ではないかということを考えました。

第9講
スタッフが知っておいたら少しは役立つこと

1. ロマンと算盤

　この第9講では，スタッフが知っておいたら少しは役立つことを考えます。でも，あくまで少しだけです。各施設ごとに少しはアレンジしないといけません。

　ここでいう「ロマンと算盤」は，とても大事なことです。ここでいうロマン——精神科医療をちゃんとやるには，基本的に手間がかかります。時間がかかります。人手もかかります。よい治療をするということは支援者にとって大事なことです。医療法人社団という法人格を取っている以上，長くそこで医療を続けるという義務もあります。そうすると，やりたいことをちゃんとやりながら，そこで働いている従業員やその家族のことも含めて，しっかり経営の基盤も考えなくてはいけないということになります。そういった意味でロマンとは，その人なりの仕事の追求となります。ただし，ロマンばかりが先走るといけないし，算盤ばかりではこれもまた問題かもしれない。そのバランスをどうするのか。

　トヨタのレクサスという車の総合マネージャーだった横井靖彦が，「人を引っ張ることができるのは，最終的にはロマンだ」と言って，開発が進まなかったときに檄を飛ばしたというエピソードがあります。今この車はとても人気があります。

やはり，情熱やロマンがないと，人は動かないのは事実です。私たち支援者はこういう支援をやりたい，こんなふうに患者さんと関わりたいと思っていることがあります。ロマンがないと，この仕事は向いていないかもしれないとも思います。

でも，ロマンだけでもいけない。医療法人社団は，大きなリュックを背負って，山を登っているようなものです。背負っているものはいろいろあります。いろいろな人の価値観であったり，思いであったりもします。

医療法人社団というのは，そこで長く仕事をすることが，ひとつの義務です。「儲ける」と「稼ぐ」ということの違いもわかっていないとなりません。

「儲ける」というのはお金をたくさん手に入れて，懐に入れること，でしょうか。「稼ぐ」というのは，お金をたくさん手に入れるけれども，それは次の事業であるとか，次にやりたいことに対して回すための手段です。お金がないと事業は回らないので，「稼ぐ」ということは必要ですが，「儲ける」ということは括弧つきでいいかもしれません。

ですから「儲ける」と「稼ぐ」の違いもわかっていたほうがいいし，ロマンと算盤ということを，もう一度考えなくてはいけないと思っています。

デイケアというのは多くの患者さんが来てリハビリテーションをしますので，収益の構造としては非常に大きいところになります。

しかし，いろいろなことを活発に行っているデイケアで言われるのが，新しく来たメンバーが「転校生になってしまうのではないか」「転校生のように集団に入りにくいのではないか」ということです。転校生，初めてのメンバーは入りづらい。結果，新規メンバーの参加率が伸びてゆきません。いわゆる算盤が立たないとすると，いくらよいプログラムをしよう，ロマンの部分にコミットしようと思っても，結果的にできなくなってしまいます。

大事なことは，サービスの質を落とさないようにしながら，きちんと患者さんの数，メンバーの数を把握していけるようにすることです。

2. るえかでやっている工夫

　新規の患者さん，メンバーをどうしたら留めることができるのか。Saliency という新しい刺激に耐え，自分の持っている世界 Umwelt をうまく変えて，なんとか頑張ろうとします。ここは第3講で述べました。でも，入ったところが雑踏のようにザワザワしていて，転校生のような気持ちならよほど魅力的に思えない限り，当然やめてしまいます。

　そこでいろいろな工夫をしています。「フラシエ」というプログラムがそうです。同質性，均質性を持った小さなグループにまず入っていって，そこを取っ掛かりにしていく。「フラシエ」とは，デイケア初参加からおおむね10回程度参加までのメンバーのみが参加できる，初心者向けの小グループです。

　それから，ブログ「今日のるえか」を毎日更新しています。転校生の気分だと，一日行かなければ，疎外感がすごく強くなってしまうのです。翌日は二の足を踏むかもしれない。「今日，私はデイケアに行かなかったのだけど，デイケアではどんなプログラムをしていたんだろうか」，こういう気持ちになります。そのためブログで今日何をしていたのか，わかるようにしています。そうすると，明日行くときのハードルが下がるのです。昨日行けなかったメンバーが，昨日何があったかわからなくて行くのと，昨日こんなことがあった，とわかって行くのとでは，気持ちのハードルの高さが違います。

　それから，「お誕生日会」を毎月必ずやっています。これは「バースデーランチ」というプログラムで，外食プログラムとして行うのですが，その他にデイケアで月に1回，その月のメンバーの誕生日をお祝いするという会があります。

誕生日って，どういう意味を持っているのでしょうか？　歳を取ると嫌だという人もいるかもしれませんが，その人が生まれてきたことを，そのメンバーがそこにいてよいという是認，肯定になります。そういう意味があるのが「お誕生日会」です。

　その月に生まれたメンバーを貼り出すようにしています。これはそのメンバーがここにいてよいという承認をするための儀式です。集団の中にいても自分は自分であるという気持ちがあるときに，それを目に見える形にしているのです。

　個人情報の暴露ではないかという人もいます。でも，個人情報ということをちゃんと理解したうえで，それよりも治療的に必要なことを優先するということを考えていくと，生まれた年までは書かないのでいいかなと思って許してもらっています。

　「お誕生会」ではケーキを食べます。一人一個のロールケーキにデコレーションをしています。大きな一つのホールケーキを切りわけるのではなく，一人ずつデコレーションして，それを列車のように並べます。みんなで写真を撮って，そのデコレーションケーキを食べる。それから，色紙を書きます。それはあなたはここにいてもいいのですよというおもてなしです。その日にデイケアに来なくても，このケーキは全部作っています。そして，色紙は後日渡します。第2講のR.D.レインの一杯のお茶。あなたのそばにいて，何かのためではなく，ただ単に話をするために，お茶を差しあげる。そういうおもてなしの本質を具現化しているのが，「お誕生日会」ということになります。

　それから，一つの時間帯に一つのプログラムしかないと，そのプログラムについていけない人はその時間帯にはデイケアに参加できません。ですから，同時にいくつかのプログラムを実施し，いくつかの中から選ぶということをします。ダイバシティ（多様性）ということで，いろいろなものがあると，転校生な気持ちで来てもどれかには関心のフックがひっかかるということです。

デイケアの中で，そのメンバーにとって desire, needs, demand のどれを提供できるかわからないけれど，たくさんあるということは選べるということの証拠です。スタッフは大変かもしれませんが，それを課しています。

ほかにも，「オープンデー」というものがあります。るえかに登録をしていなくても，その日は興味のある人は誰でも来ていいということで，メンバーがホスト役に回って，接待をします。メンバーがホスト役になって，自分が今参加しているデイケアのことを説明するのですから，これ自体がそのメンバーにとってデイケアへの親近感を高める工夫そのものになります。

新規メンバーの数が伸びないということに関して，まずはこれだけのことができます。このようなことをしていると，ちゃんと「ロマンと算盤」も補強することができるわけです。

3.「食品偽造」のような支援

「豚肉のビーフシチュー」を食べたことがありますか。ないと思いますが，こういうものを食べさせられたらどう思いますか。

メンバーが食べたい「ビーフシチュー」に対して，食品偽装ではないですが，本当に求める支援をしているかどうかということを戒めることばです。

「豚肉のビーフシチュー」のような支援。

ビーフは牛です。そこに豚肉はおかしいです。つまり，本当に求めているようなものに対して，適切な肉，適切な材料で提供しているのかということです。

プログラム・ビュッフェは，ビュッフェの名前のようにたくさんのプログラムがあります。たくさん用意すればするほど，一つひとつのプログラムが薄くなっていくこともあります。80 とか 90 もあるプログラム

のすべての中身を濃くすることは不可能です．薄いもの，濃いもの，とても有意義なプログラム，そうでもないプログラム．ギャップが出てきます．その中でも，最低の質を保っていかなくてはいけない．これが豚肉のビーフシチューでない支援ということになります．

それから「silent majority」ということがあります．普通は silent minority といって，これは声なき少数派という意味です．しかし，スタッフの声が大きな場合には，多くのメンバーが黙ってしまうわけです．もし支援者がとても強ければ，メンバーは従わざるをえない，黙らざるをえない，という構造がしばしばできてしまいます．「豚肉のビーフシチュー」のような支援というのは，本当に求められているニーズを把握できているのかということです．

支援というのは本当に難しい．これが行き過ぎて，A5 ランクの松阪牛のビーフシチューだとすると，もしかすると「先回り支援」になるかもしれない．だけど，豚肉のビーフシチューは最低のことかもしれない．支援というのはすごく幅があるので，どのニーズに合っているのかということを，考えないといけません．

今後の課題は，「牛肉のビーフシチュー」をどんなふうに提供できるか．つまり「unmet needs」の把握です．「unmet needs」とは製薬業界でよく使われている，いまだ充足されていない患者さんのニーズのことをいいます．Met は meet の過去分詞形で，それに否定を意味する un がついているので，まだ「出会っていないニーズ」ということです．たとえば，吐き気がまったく出ないような抗がん剤であるとか，副作用がまったくない血圧の薬．患者さんやメンバーが潜在的に持っているニーズです．

この難しいところとしては，unmet は見えないわけです．見えないので，スタッフが掘り起こさないといけない．第 10 講で出てくる「夢や希望」に関しては，最初，デイケアメンバーは，そんな発想すらない

人もたくさんいます。そんなメンバーの中から，unmet を掘り起こすということの難しさがあります。

　私たちはこれから牛肉のビーフシチューをちゃんと作るようにしなくてはいけないと思っています。そして，「ポトフ」ではなく，「シチュー」の支援です。ビーフシチューは，ルーの中に材料が溶けこんでいます。一方，ポトフは材料がゴロンと入っています。もし私たちは支援をするならば，日々の支援の中に見える形ではなくて，練り込ませて，溶かしていくような支援が必要かなと考えています。ポトフも美味しいのですけれど。

　これは私たちの問題なのですが，ゴロンとしているポトフの支援というのはだれから見てもわかりやすい。「あの人，すごく○○さんの支援をがんばっているね」と言われる。でも，本当の支援というのは日常に紛れ込んでいるのです。だから，評価はされにくい。

　イベントをやって大成功をさせた，これはすごくわかりやすい。だけど本当に毎日，フリータイムにメンバーに声をかけ続けるような，当たり前の支援というのが，シチューの支援なのです。

　ポトフもいいのだけど，日常のケアに溶け込むようなシチューの支援というのも必要かなと思います。これもスタッフにぜひ知っておいていただきたいところです。

　「おふくろの味」と書いているカップ麺。これって食品偽装だと思いますよね。私たちはこういうことをしてはいけないのです。

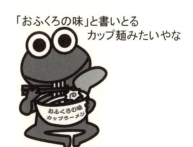

4. フラットな空間

「だます，出し抜く，悪口を言う」ためには，デイケアの中に死角が必要です。

すべての空間にスタッフの眼が届くようなデイケアがよいデイケアなのでしょうか。どこかに死角があって，だれとも目を合わせないような場所があるのはよいことではないのでしょうか。

フラットな空間というのは，パーッとすべてが一望できるような空間です。こういう空間だと，メンバーはスタッフの悪口を言えるでしょうか？　言えないと思うのです。

俳人の高浜虚子（1874-1959）に，素晴らしい句があります。

　蛍火の　今宵の闇の　美しき

闇があるから，蛍の火がきれいだということを書いている句です。私たちにはあまり暗闇はありません。

だれもが住みたくなるような最新のモデルハウスは，明かりが隅々まで照らされ，影がまったくない空間です。

何回も出てきた内海健の『精神科臨床とは何か』に，

　ただ場合によっては患者を子供扱いした，なれなれしい治療空間が作られることがあります。さらにそこには心理的了解の過剰がしばしば付け加わります。

と書かれています。

昔の居間は，卓袱台に電球で，陰影がある空間です。現在のフラットな空間とどちらのほうが，メンバーは悪口を言えるのでしょうか。フラットな空間では悪口は言えないと思います。どこにも陰影がなく，均

質な空間と，影がある空間。メンバーがいろいろなことをして過ごしやすい空間は後者かもしれない。影があると死角ができます。死角ができると，そこに集まり，いろいろな話ができます。

　いろいろな考えがあるのでしょうが，私は病院の限定された場所に喫煙室を残すべきだと思っている派なのです。健康増進法の観点からは大いに時代遅れだとは理解していますけれど。なぜかというと，病棟勤務を経験された方はわかると思うのですが，喫煙室は治外法権の場所なのです。そこで何が話されているかというと，患者さんたちはだいたい，担当医の悪口を話している。でも，それが健康なのです。喫煙しろと言っているわけではありません。今は喫煙室もなくなって，病室も廊下もデイルームも全部明るく清潔になっている。そうすると，患者さんは，どこで悪口を言えるのでしょうか。だから，喫煙室あるいはそれに近いような，フラットでない空間を作るということも必要です。

　では，フラットでない空間はどこにあるのか。そうです，患者さんの自宅です。患者さんの自宅は，医師や看護師，スタッフの悪口を言える場所です。こうしたことを考えると，私たちが患者さんの家を訪問するという意味が変わってきます。

　患者さんの自立を促すためには，スタッフの批判ができる，自分の意見とは違うと言える。そういうことも必要だと思っています。

5．偶然を利用する

　「Planned happenstance」――計画された偶発性という用語があります。1999年に，スタンフォード大学のジョン・D・クランボルツ（Krumboltz, J.D.）が発表したものです。

　クランボルツ教授らが，アメリカの一般的な社会人を対象に行った調査によると，自分の思った通りの仕事に就いている人の割合は全体のわずか2％にすぎませんでした。また社会的成功を収めた数百人のビジ

ネスパーソンについて，クランボルツ教授がそのキャリアを分析したところ，約8割の人が「自分の現在のキャリアは予期せぬ偶然によるものだ」と答えました。

こうした研究データに基づいて構築されたのが，planned happenstance＝「計画された偶発性」の理論です。

つまり，成功している人は，計画されたものではなくて，あるチャンスをものにしているということがわかったという研究です。偶然をうまく利用した人が，社会的な成功を収めるということです。

あるメンバーの話をします。30代男性，統合失調症の患者さんです。

訪問看護師があるとき，ようやく彼が外に出ることができたので，車の助手席に彼を乗せ，ドライブするという形で外出援助をしていました。訪問看護師なのでとても忙しい彼女は，携帯電話を取りながら運転していました。そして，警察につかまってしまいました。

彼はもともと薬を飲むことが嫌いだったのです。ここで違反キップを切られていると，彼は被害妄想があって，「どこかに自分が連れて行かれるのではないか」という妄想が起きました。

それで彼はすごくドキドキしてしまいました。無理もありません。

ピンチはチャンスです。経験は宝です。訪問看護師の彼女は，このときに，「もし少しドキドキするようなら，これ飲んで待っていて。私は

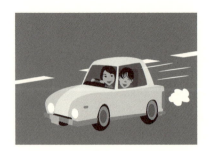
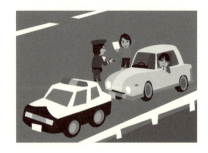

第 9 講　スタッフが知っておいたら少しは役立つこと　217

大丈夫だから」と言って，警察と対応したわけです。彼はもともと薬が嫌だったのだけど，初めてここで頓服を飲んだのです。このときの効果があったのでしょう。効果を実感したと思います。以降，彼の服薬は完璧になりました。

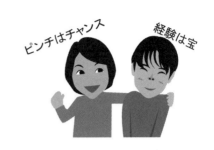

　いくら私たちが「飲みなさい，やりなさい」と言ってもなかなか難しいかもしれない。しかし，チャンスはそこここにころがっているのです。それを活かす，偶然をうまく取り込むということです。

　彼には次のようなこともありました。彼は野球が大好きです。でも，引きこもりが長かったので，そういうところに行ったことがありません。そこで訪問看護師同行で，ロッテマリーンズのファン感謝デーに行きました。お目当ての選手のサインが欲しいので，その選手の前の列に並びます。とても暑い日です。すごく並びました。やっと彼の番が来ました。でも，「今から試合が始まるので，ここまでです」といって，彼の目の前でサインの列が切られてしまいました。

　ずっと並んでいた彼は唖然とするわけです。

　でも，ここで訪問看護師はすごかった。彼は，マリーンズも好きなのですが，もっと好きな球団がありました。楽天イーグルスです。

　この日は失敗をしましたが，実はこの日はファン感謝デーには最後まで行くか行かないかすごく迷ったそうなのです。

　ですから，訪問看護師は，「今度はちゃんと選手のサインをもらうために，何時間も前に行こうよ。前の日から準備していたらきっと次はサインをもらえるよ」と話したのです。失敗したことをチャンスにするのです。

　この経験は，楽天イーグルスのサイン会では見事成功します。前回で

の失敗を活かして，何時間も前から，何百人ものファンの列に並び，見事お目当ての選手のサインをゲットできました。

　当初はサインをもらえばすぐに帰ることを予定していたのですが，結局，一日中，野球場で過ごしました。

　このように，何かのきっかけというのは，ころがっているのです。それを見つけられないのは私たちなのでしょう。

　今回は見つけた例ばかりを話しましたが，もっとその数倍も数十倍も，見過ごしていることがいっぱいあるのかもしれません。

　アニメ『美少女戦士セーラームーン』の歌詞に，

　　出会ったときのなつかしいまなざし忘れない
　　幾千万の星からあなたを見つけられる
　　偶然もチャンスに変える生きかたが好きよ

というフレーズがあります。"偶然もチャンスに変える"とセーラームーンも歌っています。私はこの歌も好きで，いつも聞いています。

6．援助職に必要な能力＋beingとdoingの差

　もう少し能動的に私たちがやれることもあります。

　私たちは，何かメンバー，患者さんに頼まれたときに，ついついそれに応えようとしてしまいます。逆に応えようと思っている資質があるからこそ，こういう職に就くのかもしれませんが。

　ゲゲゲの鬼太郎に出てくる「子泣き爺」って，どういう妖怪か知っていますか？

　最初はかわいい子のように泣いていて，抱っこすると，だんだん重たくなっていって，最後は抱いているこちらが潰されてしまうというものです。最初，メンバーが何か困っていることがあると，手を差し伸べま

す。でも，次第に要求とうまく折り合わなくなってくると，だんだん重くなって，支援者の負担は増大していき，結局大変になってくる。

イギリスの詩人ジョン・キーツ（Keats, J., 1795-1821）が，あるエッセイの中で，詩人に必要とされる能力は，「負の能力」だと書いています。

負の能力というのは何かというと，

不確かさ，不思議さ，疑いのなかにあって，早く事実や理由を摑もうとせず，そこに居続けられる能力

これは，大きく見てみると援助職者に必要とされる能力と同じです。私たちは，生産性や能率性の価値に重きを置きすぎているので，早く，確かな成果をあげたい。例えば外科手術は，「早く，確か」が一番いいかもしれませんが，精神科の医療に関しては，「早く，確か」は，しばしば間違っていることがあります。ミスリーディングになります。

ゆっくりとコンタクトを取っていくという大切さはここにあたります。とても大事なことですが，私たちは忘れがちです。子泣き爺の例でいうと，子泣き爺がだんだん重くなってくる。なんで重くなってくるかというと，早くなんとかしてあげたいと思う気持ちが強すぎて，その人の能力以上のものを抱え込んでしまうからです。もちろん，最初から「ダメだよ，難しいからできないよ」と，手放すこともできるかもしれませんが，やはり困っていることに対して，真摯に耳を傾けなくてはいけない。でも，その中に，「早く，確か」ばかり，性急性や正確性ばかりを求めていると，きつくなってしまう。だから，キーツの言った「負の能力」も，援助職には大事なことだと思っています。

第2講でシュビングの話をしました。看護師が保護室で固まっている患者さんのそばにただ居続けた。そうしたら，重症な患者さんがようやく口を開いた。それと同じことです。それから，ピアスタッフの訪問の

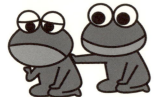
「治す」ではなく、
「治る」と信じてそばにいること

例を出し，「ケアということはその相手に時間をあげること」だという話もしました。それも同じことを言っているのです。時間をあげるためには，そこにいなくてはいけない。いなくてはいけないときに，何か早く性急に答えを出したいと思ったりすると，私たちは苦しくなる。だから，訪問をしていても，ついつい時計を見てしまう。「もし訪問に行っていなかったら，この10分間で何かできたのだろうか。何をしているんだろうか」ということを常に考えているからです。時間をともに過ごすということがケアの本質であるならば，シュビング的にそばにいることとか，そこに居続けられる能力が必要になってきます。

　そして，これが一番難しい。経験1年目よりも，5年目のほうがうまいとは限らない。もともとできる人もいればできない人もいる。そうはいっても，これはちゃんと身につけなくてはいけない能力だとも思います。

　治療者や支援者は「治す」ではなく，その人が「治る」と信じてそばにいることが大切です。Doingではなくbeingです。私たちは治したいのです。なんとかしてあげたいのです。何もせず，何もできずそばにいることはきつい。そばにいるつもりだけど，悪口を言われたりしてへこむ。でもそばにいることは必要なのです。

7．病棟の中の芸術家

　長期入院の事例をみていきましょう。T・Mさん，60代後半，男性の統合失調症の患者さんです。

第9講　スタッフが知っておいたら少しは役立つこと　221

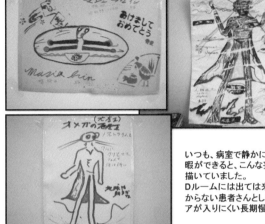

いつも、病室で静かにしているTさんは、暇ができると、こんな妄想の世界の絵を描いていました。
Dルームには出ては来ませんが、手のかからない患者さんとして、看護師からのケアが入りにくい長期慢性期患者さんです

　Tさんは17歳から入院しています。統合失調症の彼は，宇宙人の妄想で，頭の中を支配されていました。話も通じるようなときと通じないときがあり，彼の描く絵は，いつも，妄想の宇宙人が跋扈する世界でした。
　病室は，いつもカーテンを閉め切り，看護師からは手のかからない長期慢性患者の一人と思われていた彼です。簡単に言うと，病棟で沈殿しているといわれているような患者さんでした。何も自己主張しない代わりに，食事だけして，ベッドにずっといて一日を過ごす。そういう感じで何も動かない。手がかからないのだけど，沈殿しているオールドロングステイといわれるタイプの患者さんです。
　こういう人はなかなか外出も外泊もできません。そこで，家族に年賀状を出そうというような作業療法がありました。作業療法に誘って初めてデイルームで描いた絵を上に示します。
　「オメガ大魔王」と書かれてあります。「オメガ大魔王」はすべてのものを見渡す宇宙人と説明されています。

いつも，病室で静かにしているTさんは，暇ができると，こんな妄想の世界の絵を描いていたわけです。
　でも，この絵を見て，看護師はあることに気づいたのです。彼は確かに慢性の沈静した患者さんかもしれない。けれども彼は，自分の年賀状に他の人が使っているステンシルとかスタンプを使っていました。この小さい事実に気づきました。
　この絵を見ていると，だれともコミュニケーションをとらずに，自分の世界だけに引きこもっていて，他の人のことに関心があるわけがないと思ってしまいます。でも，この絵で看護師が気づいたのです。ちゃんと見てみると，他の人が使っている道具，ステンシル，スタンプも使っている。彼は他の人の道具にも関心があると気づいたのです。たったそれだけの気づきなのです。でも，ほとんどの人はこれに気づきません。それで，何が変わったのでしょうか？
　看護計画を変えました。スタッフが，絵を描いているTさんに，「毎日話しかける」ということを始めました。看護業務は，とても忙しく「血圧とか体温を測りますね」と言って，ベッドサイドに行きます。そのように何か看護業務をするためにベッドサイドに行くのではなくて，Tさんに「絵を見せて」と話しかけるためだけにベッドサイドに行くということに決めたのです。「あなたに関心を持っていますよ，あなたの絵に関心を持っていますよ」という働きかけのために行ったのです。
　たとえ妄想的であったとしても，その絵についてTさんのことばにしてもらい，話しかける。妄想のことを話題にすると，妄想が賦活化するので，このやり方が本当によいのかどうかということはありますが，それは承知であえて行いました。
　薬物療法は一切変えていません。定型抗精神病薬でしたがこれをずっと継続していました。変えたのは「声かけ」だけです。そうすると，Tさんの絵に変化が表れはじめました（次ページ）。
　彼は自分が描いた絵を前に，「こんなトーストとコーヒーが飲みたい

第 9 講　スタッフが知っておいたら少しは役立つこと　223

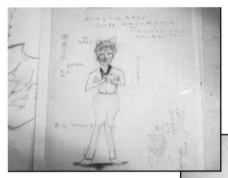

「こんなトーストとコーヒーが飲みたいなあ…昔、喫茶店で飲んだんだよ！」と話します。

現実的な絵が出てきました。
看護師さんの名前まで
書きました。

なあ……。昔，喫茶店で飲んだんだよ！」と話します。

　看護師の絵も描き始めました。このように現実的な絵を，描き始めたのです。看護師の名前まで絵に書きこみました。

　変えたのは声かけだけです。「あなたに関心がありますよ」とケアをしただけです。「（あなたのために）時間をあげますよ」というケアをしただけです。それだけで，絵はさらにこんなふうに変わりました。

　彼はもともと絵がうまかったのです。子どもの頃の部屋の窓から見える風景の絵。杉並木で，帰ってくるお母さんを待っている絵。江ノ島でお兄さんとおにぎりを食べた絵など，彼の絵が急激に変化し始めました（次ページ上）。現実にあったことを回想しているのです。「オメガ星人」がこのように変わるのです。

　こんなに素敵な絵が描けるようになったＴさんに，病院で行われる秋祭りの展覧会へ絵を出すことを提案しました。そして，展覧会に絵が飾られることになりました。

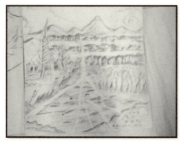 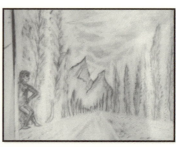

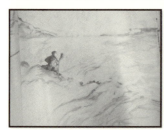

彼の絵が急激に変化しはじめました。
昔、行った江ノ島でお兄さんと
おにぎりを食べた・・・
子供のころの部屋の窓から
見える風景
道でお母さんを待っているところ‥
などなど、現実にあったことを
回想します

　彼に絵が飾られたから見に行こうと誘いました。病棟から出たことがない彼は，なかなか出ることに同意しません。実はこの時点で30年間病棟から一歩も出ていないのです。病棟の建て替えのときも，ブルーシートで覆われて移動するくらいのVIP待遇です。レントゲン写真を撮るときも，重症の患者さん用のポータブル撮影です。
　仕方なく看護師が，展示されている絵を写真に撮って彼に病室で見せました。

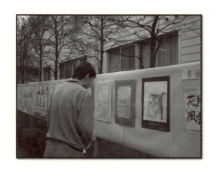

　そうすると，なんと「自分の絵を見にいきたい」と言いました。長年出なかった病棟の外に自分の絵を見るために出たのです。前にも書きましたが30年ぶりなのです。
　そこでまた，変化が起こり

ました。彼は，自分の絵に色をつけたいと言ったのです。他の人の絵は色がついているので，自分専用の絵の具が欲しいと言いだしたのです。

　ここで絵の具を看護師が代理で買いに行くことはとても簡単です。ですが，看護師は待ちました。待って彼が「買いに行きたい」——そのことばを発するまで待とうと考えました。看護計画は，Ｔさんを外出させようということに変わります。Ｔさんが行くと言ったら必ず連れて行くことに変えました。

　それからしばらくたって，ある日，彼は「絵の具を買いに行きたい」と，看護師に話しました。一つの関わりで，彼は30年ぶりに病院の外に出たのです。

　変えたのは，声かけだけです。ケアとかリハビリテーションの前に，こういう患者さんへの小さな気づき，視点を変えてみる，今までのやり方を少し疑う，改良してみるといったことがあるのです。

　それから半年くらい経って絵がこのように変わります（次ページ上）。「オメガ星人」よりも，現実の世界，過去の思い出が多くなります。

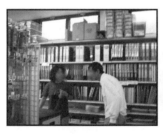
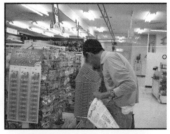

ある日、彼は買いに行くと、
看護師に言いました。
ひとつのかかわりで、
彼は30年ぶりに
病院の外に出ました。

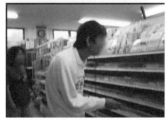

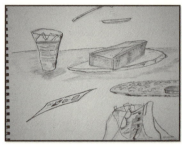 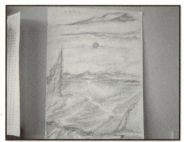

　それからさらに半年後のことです。2回目の外出では，買い物の後に，ちょっと遠くへ行こうと言って，少しだけ遠くのファミレスへ行きました。無理なく行動範囲を拡げていく算段です。パスタ専門のファミレスへ行ったのですが，彼は17歳くらいから約40年入院しているので，「パスタ」ということばを知りませんでした。
　このファミレスの食事から帰ってきて，また絵が変わります。
　彼はこんな絵を描きました（次ページ）。一緒に食事をしているシーンです。関わりの中で，妄想の世界から現実の世界に近づき，絵の中で

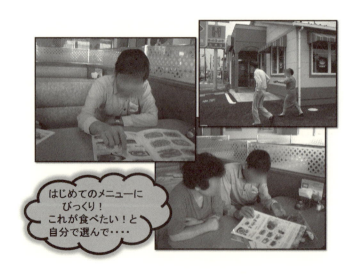

はじめてのメニューにびっくり！これが食べたい！と自分で選んで‥‥

第9講　スタッフが知っておいたら少しは役立つこと　227

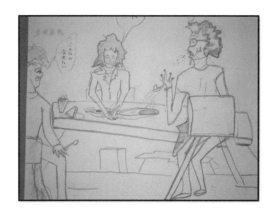

は，看護師とのコミュニケーションが現れました。

　愛の反対語は無関心だという話をしましたが，この例のすべては彼のやっていることに関心を持ったことに尽きます。彼の描く絵について，これは彼の妄想だから放っておこうというのではなく，彼という人間に，彼の描いている絵に関心を持った。そこに尽きます。彼が年賀状を描いたときに，彼は他の人の行動にも興味があるのだということに気づいたということがすべてです。それだけで，これだけ変わるのです。

　その後，彼の絵にもうひとつ素敵なことが起きました。だれかが彼の絵をどこかで見たのでしょう。「アール・ブリュット・ジャポネ展」に，彼の絵が選ばれました。

　アール・ブリュットというのは，芸術の高等教育を受けていない人という意味だそうです。この人たちの絵の展覧会です。そのジャポネ展で，日本では彼を含め4人が選出されました。

　滋賀県の展覧会でも彼らの絵が飾られました。聞いてみると，彼は若い頃，挿絵作家になりたかったというのです。それが，形が変わり，認められてこのようになっていったのです。神様も粋なことをするものだと思います。

　彼は，今まだ病院に入院中です。たぶん，彼は，この病院で一生を

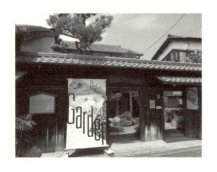

終えることでしょう。もう高齢で，足腰が立たないからです。でも，彼の絵は，彼に代わって世界各国を旅し，世界各国の美術展に飾られていくことでしょう。

　病棟の中でも個別に対応することで，彼の人生が変わりました。私たちのちょっとした気づきで，患者さんの人生が変わることがあるのです。

　上の写真は滋賀県の近江八幡市にある，古民家を改造した小さな美術館です。滋賀県は障がい者の施策で有名なところで，視覚障がい者の教育を始めたところです。まちぐるみでこういうことに対して積極的なのでしょう。ここに彼の絵が所蔵されています。美術館ではポストカードにもなっています。

　「ケアって何だろうか」「関心を持つってどういうことだろうか」と考えたとき，このケースを見ると，私たちの仕事の本質を考え直さざるを得ません。

　彼が，一番最近描いた絵がこれです（次ページ）。彼は，もう相当な年齢なので足腰は立ちません。病棟では車いすを使用しています。おそらくこの絵は，今から50年以上も昔の彼が17歳の頃，初めて入院したときに見た病院の杭かもしれません。この絵のタイトルは，「明日からのTM」です。自分の名前を絵につけているのです。現実の世界では足腰は立たないけど，彼の気持ちの中では，彼の精神というのはこんなふうに足がすくっと立って，まだまだ自分の足で歩きたいと思っているということがわかります。

第 9 講　スタッフが知っておいたら少しは役立つこと　229

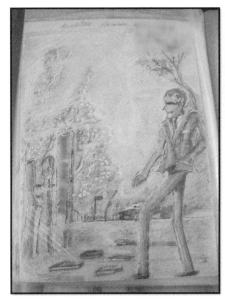
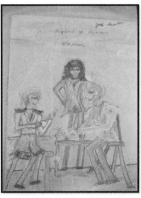
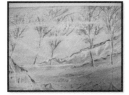

　私たちが考えたいケアの本質は，このようなシーンに見え隠れするのです。

第 9 講 summary

　この講は，スタッフが頭の隅においておけば，役に立つことを中心に述べました。
　そして「関心」を持つことの重要さを強調しています。精神科リハビリテーションの最初は，関心を持つことであり，最後もまた関心を持つことではないでしょうか。

第10講

Hope,
Dreams and more……．

1. 希望ってホントウに必要？

　「夢とか希望を持っていますか？」と問う私たちは，「あなたも持っていますか？」と聞かれているのかもしれません。
　最初に質問します．希望ってホントウに必要なのでしょうか？
　下のイラストで，松明をかかげた自由の女神に，患者さんが自分のやり方でそこへ向かいます．松明が明るければ明るいほど，希望の光が大きければ大きいほど，迷うことなく行けることでしょう．
　ここだけを描くと，「希望や夢」は本当に良いもので，それに携われない人たちはダメではないかと思われるかもしれません．そういう弊害があることは理解しつつも，最初にこの絵を持ってきました．
　「希望や夢」は大きければ大きいほど良いと言われますが，しかし大

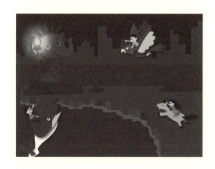 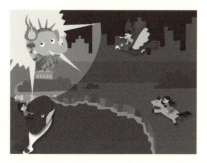

きいことは大切でしょうか？

　デンマークの哲学者キルケゴール（Kierkegaard, S.A., 1813-1855）の，1843 年に希望について書いた文章があります。

　　（希望とは）新調の衣服で，ぱりっとして，しかもきらびやかである。
　しかし，それはまだ着てみたわけではないので，果たして体にぴったり合うかどうか，またよく似合うかどうかもわからない

　私たちは希望，希望といっていますが，まだ達成されていないものが希望になります。ですから，常に希望は未来形なのです。その未来形のものを私たちは患者さんにいろいろと言っているわけです。

　私は「臨床精神薬理」（星和書店）の 2015 年 6 月号に，「持効性注射製剤のベネフィットとリスク」という原稿を書きました。患者さんが何を希望して注射を選ぶのだろうかということで，このキルケゴールの文章を引用して，希望というのは一体どういう現れ方をするのだろうかということを書きました。

　私の主宰する勉強会で東北福祉大学の西尾雅明がこんなことを言われておりました。

　　「『希望』や『夢』はワンショットの静脈注射でないほうがいい。点滴くらいでだんだん広まっていくほうがちょうどいい」

　これはとても本質をついたことばだと思っています。ワンショットだと効果があるかもしれませんが，効きが持続しないかもしれない。点滴だとちょっとずつ身体に入るけれども，すごく長く続くかもしれない。ワンショットのようなカンフル的なものではなくて，ちょっとずつ身体に広がっていくほうがいいのではないかということを言っています。

　もしかすると，希望は取り過ぎると，「食中毒」を招くかもしれな

い。ましてや希望というものが何かわからない人もいるわけです。

同じ私の原稿の中で，患者さんのことばを引用して「期待」と「虐待」ということを述べました。

筆者が多いに気付かされたのは「ゼプリオンとかコンスタを使っていると社会参加しないといけないような雰囲気になる。でも自分はゆったりしたい。期待という虐待を受けているように感じる」というものであった。このこと自体はLAIのデメリットではないが，性急な効果を求めることの戒めになると思われた。

これはLAIについての原稿の一部分ですので，ここだけの引用では全体像はわからないかもしれませんが，「期待という虐待」を受けているように感じるというのも性急さに注意を喚起することばだと思います。

支援者の思惑で動いてはいけないということを何度も言ってきましたが，いくら支援者は善意で話しているつもりでも，自分のことばに無自覚であると，患者さんの中には「期待という虐待」を受けているように感じるということもあるわけです。

ネズミにはネズミのサイズの希望があります。ゾウやキリンにもそれぞれのサイズの希望があります。その人のサイズにあった希望があるわけです。その人に合った希望をちゃんと提示しないといけない。

そして，希望は未来形なので，希望の身長台に乗れるかどうかもわからない人に，そこにさらにたくさんの支援者の期待を重ねることの暴力性にもっと自覚的であってもいいのではないでしょうか。

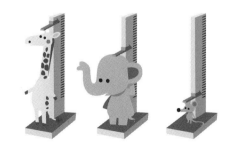

再三引用をしていますが内海健の『精神科臨床とは何か』に，

　距離が近いのです。患者には脅威であり，見透かされたり，コントロールされる不安を惹起します。

とあります。

檀一雄の『小説　太宰治』にこんなシーンがあります。太宰は熱海の宿で，友人の作家・檀一雄と豪遊しました。お金を使い切ってしまいます。そこで太宰は宿代を借りるため，檀を宿に残し，師匠の井伏鱒二の家へ向かいます。ところが，何日経っても太宰は戻ってこない。しびれを切らした檀が井伏の家へ向かうと，なんと太宰は，借金を頼むことができないまま井伏と将棋を指していたのです。

とんでもない話ですが，そのときに太宰が言ったことばが，「待つ身が辛いかね。待たせる身が辛いかね」ということでした。

つまり，人に期待されることほど，重みになることはないということです。

第9講でご紹介した患者さん，オメガ星人の絵を描いた彼に対して，私たち支援者は，何か期待していたのでしょうか？　期待はしていなかったのです。彼が描いているものを見たいというだけです。周囲からは沈殿していると思われているロングオールドステイの患者さん。過剰な期待ではなく，アセスメントをほんの少し改良しただけ。そうしたら彼は描き始めたわけです。

おそらく純粋なケアというのは，スタッフが期待を持っていても，期待をしているということを表に出さないような支援かもしれません。でも，その一方でそればかりやっていると，例えば精神保健福祉士は患者さんの生活の応援者であるという言い方をしますが，応援と期待はどう違うのかという問題も出てくるかもしれません。

しかし，このように「期待をされるということがつらい」ということ

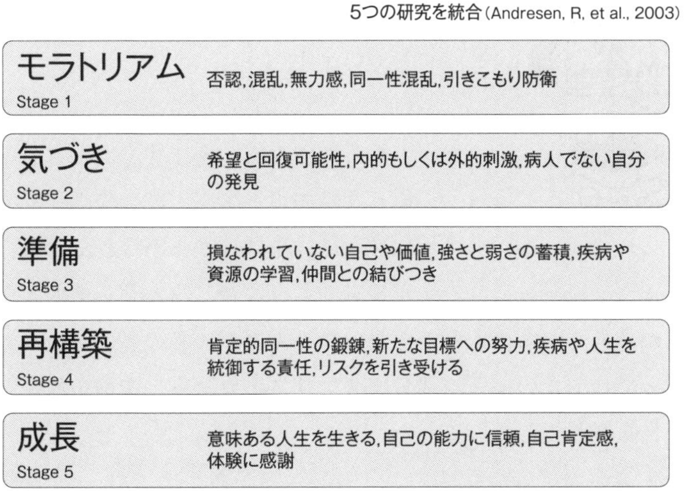

第10講　Hope, Dreams and more……．235

5つの研究を統合 (Andresen, R. et al., 2003)

モラトリアム Stage 1	否認, 混乱, 無力感, 同一性混乱, 引きこもり防衛
気づき Stage 2	希望と回復可能性, 内的もしくは外的刺激, 病人でない自分の発見
準備 Stage 3	損なわれていない自己や価値, 強さと弱さの蓄積, 疾病や資源の学習, 仲間との結びつき
再構築 Stage 4	肯定的同一性の鍛錬, 新たな目標への努力, 疾病や人生を統御する責任, リスクを引き受ける
成長 Stage 5	意味ある人生を生きる, 自己の能力に信頼, 自己肯定感, 体験に感謝

図 10-1　リカバリーの段階

があるということはわかると思います。

2．シンデレラストーリー；scene たかはしみく

　ディーガン（Deegan, P.）は自らの病の経験を振り返り，リカバリーを「精神疾患をもつ者がたとえ症状や障がいを継続してかかえていたとしても，人生の新しい意味や目的を見出し，充実した人生を生きていく過程である」と定義しています。

　この過程に関して，アンドレセン（Andresen, R.）は先行研究をまとめ，五つの段階に整理しました（図 10-1）。

　疾病を否認し，喪失感を抱くモラトリアム段階。回復への希望を見出す気づきの段階。仲間の中で自分の強みや弱さを体験する準備段階。リカバリーに向けたスキルの獲得，意味のある人生に向けて自己コントロールする再構築段階。そして，成長段階です。

　しかし，リカバリーの過程は個別性や独自性が重視され，必ずしも段

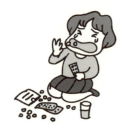
　階的な過程をたどるのではないことも強調しています。

　ある例でみていきます。たかはしみくという女性の患者さん、統合失調症です。
　彼女は、小学校から不登校でした。毎日が地獄のような苦しみと話しています。自分に何が起きているのかわからない。みんなが、私の悪口を言う。生きていたって仕方ない……。過量服薬、リストカット、洗剤を飲むなどの自傷行為を繰り返していました。
　統合失調症の部分症状ですが、強迫行為がありました。「手が汚い！洗っても洗ってもきれいにならない！　お母さん、何とかしてよ！」と怒鳴って、母親を困らせて、言うことを聞いてくれなければ、暴れたり、大声を出したり……。近所の人に警察を呼ばれることもしばしばありました。入院経験は3回あります。

　『マンガでわかるはじめての統合失調症』（筆者監修、エクスナレッジ、2010）という本をご存知ですか。これはマンガ家が1年くらいひだクリニックのデイケアに毎日来て、何人かのメンバーの取材をして、本にしたものです。

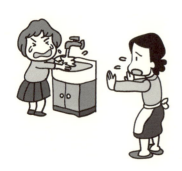
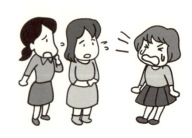

その中で何人かのエピソードに触れてあり，彼女も載っています。帯の文句がまたいいのです。「統合失調症だと聞いて安心しました」と書かれています。普通，統合失調症だと聞いて安心しましたとは書けないと思います。「統合失調症と聞いて失望しました」と書くかもしれない。非常にいいタイトルです。このマンガでは，リカバリーや回復ということが書かれています。

彼女に話を戻しましょう。12歳で学校での生活に違和感を持ち，病院に行ったけれども通院は継続できません。過量服薬をして，救急車で搬送されます。周囲が怖くて，中学校の卒業式にも出ることができませんでした。母親は彼女が統合失調症とわかっているわけではないので，どうしても強くあたってしまいます。そして，またそこに反応しては過剰服薬をするということを繰り返します。

彼女はひだクリニックのデイケアにようやくつながりましたが，月に1回しか参加できません。参加していても，泣いてばかりの彼女は，他のメンバーとケンカばかりして，依存心の高い，スタッフにとっては困り者でした。

ナイトケアに来ても，参加時間4時間のうち3時間50分は水道を出して手を洗っているような感じでした。

そういった中，デイケアに来たときに，自分と同じような立場の人が多いことに気づきます。不定期ながらデイケアにようやくつながります。そこで自分と同じような時期に初参加したメンバーが，先に一人暮らしをしていたことを知ります。自分も一人暮らしをしたいと思い始めます。ピア・プレッシャーの話がここでも起こっているわけです。

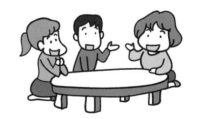

そうはいっても，一人暮らしがいざ本格化すると「死にたい」と大騒ぎをします。母親はとうとう「死んでいいよ。今から行こうか」と言って，夜，犬を連れて彼女とともに歩いて行きます。二人と一匹で会話もなく深夜の町を歩いていきます。しばらくして橋に来ます。母親は「あなたはこっちを行きなさい。お母さんは帰るから。もう，飛び降りていいよ」と言って，死にたいと言っている彼女を残して，母親は家に帰ろうとします。彼女は橋の上から飛び降りようとして橋桁をまたぎましたが，川面を見ながら「お母さん好きだよ」と，初めて自分の気持ちに気づく。そのときに声をかけてくれたのは，連れて来ていた犬です。自分のことをやさしくなめてくれる。

それで，「これではいけない。自分はまだまだ死にたくない」。彼女は自立しようと決心します。ここから彼女の快進撃が始まります。

デイケアを開始して，やっと，少しだけ通えるようになった頃，アメリカのビレッジから，当事者のハンナさんが，ひだクリニックに来ました。ハンナさんは，彼女に衝撃を与えました。三つの衝撃です。LAIという剤型があること。「成人すれば一人暮らしは当たり前」ということ，「障がいがあってもなくても，誰かのために役に立つこと」の三つでした。

「私は，もっともっと元気になれる！」。デイケアに行って，毎日毎日，仲間と話をしました。心理教育で病気や薬のことを学び，わけのわからない病気も，ちょっとだけですが友達に見えてきました。

ハンナさんはこのようなことばも残してくれました。「大事なのはチャレンジすること。病気になっていろいろなものを失ったが，いま取り戻している。誰かの役に立ったり，自尊心を取り戻すことがだんだんできてきた。目と足先は前を向いている。後ろを振り返るようにはできていない」と。

彼女には「自尊心」ということばの意味がよくわからない。プライドと単純に言っていいかもわからない。いろいろな人に聞いてみると，他

のメンバーに「自尊心って，自分のことが好きだという気持ちだよ」と言われたそうです。彼女はそれがとてもしっくりきました。そして，自分のことが好きな気持ちを取り戻すことがだんだんできてきました。

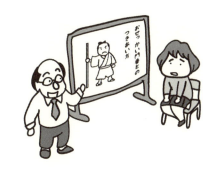

「当事者研究」やSSTにも出会います。向谷地生良が当事者研究を，土屋徹がSSTをしてくれました。

当事者研究では，自己病名を「おせっかい門番型統合失調症」とつけました。自分がデイケアに行きたいとか，デイケアに行こうとすると，幻聴が聞こえてくる。「デイケアに行ってもいいことないぞ」「デイケアに行ったらいじめられるぞ」。ここだけを見ると，確かに幻聴の症状なのですが，自己病名には肯定的な意味も含めますから，幻聴が「これ以上嫌な思いをしないように，門番のようにおせっかいをしてくれる」のではないかと考えます。幻聴は「幻聴さん」になりました。

そうすると，幻聴が怖いとか，嫌ではなくて，幻聴と付き合おうかという気持ちになります。これは第6講で大貫美惠子の物態化の例を引き述べましたが，べてるの家の外在化ということでもあります。自分の中にある症状を外に出すことによって，幻聴の意味が変わり，単なる症状としての幻聴でなく，自分のことを何らかの形で守ってくれているという肯定的な意味が加わります。

「私の病気って，統合失調症の症状なのか……。でも，それは，自分の助け方だったんだ。病気が，私を助けてくれているのかも……」。このようにして，だんだんおせっかい門番さんとの付き合い方がうまくなりました。

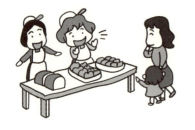

そして，疑似就労グループ「カレーハウス」に月に2回参加できるようになりました。その後，週3回の疑似就労グループ「森のパン屋さんCielo」にも参加します。図書館でのパン販売が始まりました。

「仕事するって，楽しいかも！！」。この"かも"が大事です。この人は働いたことがないのです。だから，働いて初めて楽しいという感情が出てきたわけです。こういうことばの中にプライムワークの意味があると思います。

そして，仲間と持った夢は，「自分たちのお店が欲しい」ということでした。株式会社MARS（メディカル＆リカバリー）ができて，カフェをオープンしました。MARSの成り立ちはここにあります。

「統合失調症の私たちが，仕事ができて，人のために働ける！！ピアサポーターになろう！！」，次の目標ができます。夢や希望は与えられるものではなく，湧きたつものです。「新調の衣服で，ぱりっとして，しかもきらびやか」な夢や希望は，ワンショットの注射ではなくてじっくりゆっくり時間をかけた点滴のように身体の中にひろがっていったのでしょう。

ひだクリニックでは，彼女はピアサポーターとして勤務し，2009年には，厚生労働省認定ピアサポータースペシャリストを取得しました。2013年9月に設立された就労継続支援B型事業所テララでは，当事者のサービス管理者となりました。今もすごく頑張っています。

アンドレセンのリカバリーの段階にあてはめると，不登校，引きこもり，家族を困らせていた頃，自分がどうなるのかわからなかった不安との戦いだった時期が「モラトリアム」にあたります。心理教育やアメリ

カのビレッジの考え方との出会い。
私も回復できるかもと希望を持ち，
病気を理解して，薬の大切さを学ん
だ時期が「気づき」。デイケアに通
えるようになり，当事者研究と出会
い，仲間ができ，自分の病気や弱さ
を認めて，その自分との付き合い方
を研究した時期が「準備」段階にあ
たります。

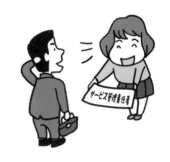

　多くのデイケアのメンバーは，この「気づき」と「準備」の二つにい
ると思います。このときにはなかなか気づけない。だから，スタッフが
本当に心配りをして，ポトフではなくて，シチューのような関わりをし
ていくということが必要な時期にあたります。
　実は彼女の前史としてこういった支援もありました。疑似就労グルー
プへの参加。学歴がない自分，人とうまく付き合えなかった自分。そ
れも認めて，自分でも何かできると一歩を踏み出した時期。株式会社
MARSの社員となったことが大きな自信につながった。これが「再構
築」の段階です。再構築は「働ける」という自信をつけることに他なり
ません。彼女は小学校から学校へ行っていません。中学の卒業式にも出
ていません。彼女がいつも言っているのは，学歴がないということでも
ありました。ここで，就労支援スタッフが行ったのが，障がい者向けの
パソコン教室の全38時間くらいの講座へのエントリーでした。当然，
彼女はパソコンをやりたいわけではないし，できない。就労担当は，
「あなたは一つのことをやり遂げたということの実績がないから，ま
ずはそこをがんばってみませんか」と。パソコン教室に，「まずは全部
行ったら自信ができるよ」「パソコンの操作とかよりもやりとげたとい
うことがよい経験になりますよ」と。彼女は，結局全部行けたのです。
これがまた就労支援の（その前の）やり方としてとても良くて，一つの

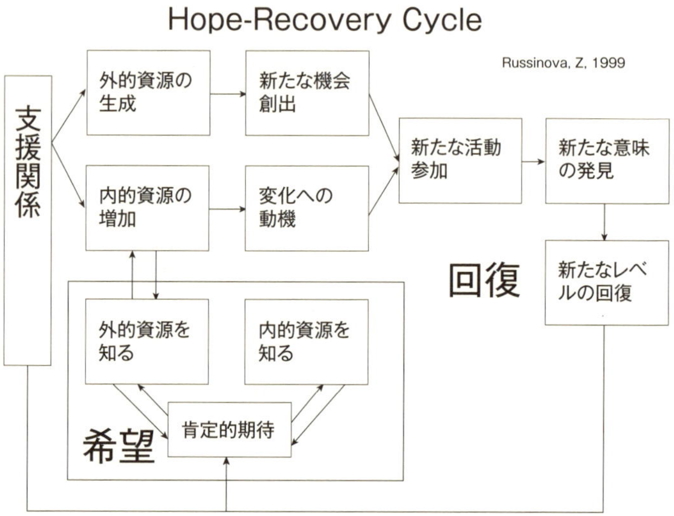

Hope-Recovery Cycle

Russinova, Z, 1999

[図: 支援関係 → 外的資源の生成 / 内的資源の増加 → 新たな機会創出 / 変化への動機 → 新たな活動参加 → 新たな意味の発見 → 新たなレベルの回復（回復）。希望：外的資源を知る／内的資源を知る／肯定的期待]

図10-2　Hope-Recovery Cycle

ことをやりおおせたということで，自信ができました。ここでステップアップができたのです。こういうこともあって，先の「自尊心」——自分のことが好きだという気持ちができてきたのです。

　今の彼女は，「成長」段階です。ピアサポータースペシャリストとして，同じ仲間への支援や講演会活動を積極的に行っています。

3. Hope-Recovery Cycle

　1999年に発表されたカナダの論文を例に引きます（図10-2）。
　支援者が支援することによって，外的資源が生成され，内的資源が増加します。デイケアの例でいうと，デイケアという場所がある。そこに参加をしていると，自分にも何かできるのではないか，という新たな期待ができる。そして，自分の中でいろいろな感情が生まれる。そして，変化への動機となる。新たな活動をしていき，新たな意味を発見し，新たなレベルの回復にしていく。これを繰り返していくということになり

第 10 講 Hope, Dreams and more……. 243

ます。
　こうして,「希望と回復」を回っていくことを Hope-Recovery Cycle と呼んでいます。
　第 7 講で述べた「恋愛，結婚，子育て」ということで考えていくと，デイケアでそのようなプログラムがある。そうすると，自分の中で恋愛をしたいという気持ちが湧いてくる。そうすると，活動が増えていって，自分でもできると自信がつくというサイクルになっていきます。
　問題は，この希望と回復というのが表裏一体だということを私たちが忘れがちなことです。回復は回復，希望は希望と別個として考えてしまいます。
　希望ということはどちらかというと本人の主観的な世界で，回復やリカバリーというのは客観的な世界だという感じがします。別々に見えるのですが，実は裏表の関係だということが大事なポイントなのです。
　希望がなければ回復はしませんし，回復をする過程を自分で実感をしていないと，次の希望が湧いてきません。「できる」が増えると「したい」が多くなる，です。
　メンバーが目標に向かっているところをイラストにしてみました。
　富士山の頂上に登りたい。一気にそこにのぼるのはきついです。高山病になってしまいます。そのため救護所があったり，何合目かに休む場所があったりします。

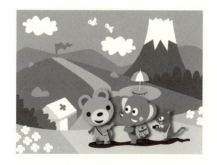
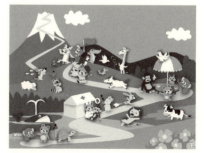

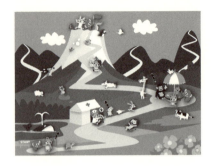 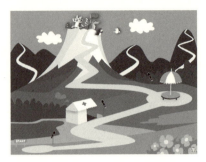

　ここでみんなで頑張ろうと話をしていますが,「先は遠い」のです。ですから，最初は富士山の頂上ではなく，手前の山に目標を設定します。そこを目標にしていくと，その山が近いということに気づきます。でも，まだまだ富士山は遠い。見えているのですが，登っていけるという自信はない。でも小さな山であっても，ここまでは登ったという実績や自信があるから，次のところに登っていこうという決心が生まれます。富士山ではないかもしれない，でも今よりは少しだけ高い山。ここで「希望」が生まれるのです。小さな山でも，そこまで登って初めて次のことがわかってきます。

　その眼で今度は周囲をよく見てみると，同じように自分のような立場の人がいっぱいいることがわかります。これは集団に入ってはじめていろいろなことに気づくということです。Umwelt の変化です。

　こうなってくると，富士山の頂上ではなく，もう少し近くの山の頂上にもゴールがあるということがわかります。そこにいる人がピアにあたるのかもしれませんね。自分と同じような立場で少し先を行く人。つまり，近い未来の自分。

　自分たちの将来が見えてきます。これをソーシャル・モデルという言い方をしました。そして，最終的にはみんなが，それぞれの希望を達成するということになります。

　ただし，どの山に登ってもいいし，隣の山に登ってもいいし，ここで

留まってもいいわけなのです。だけど，こんなふうに目標を達成したいときに，何回か小さく分けながら目指していくということを描いたイラストです。希望は自信がないと生まれてきにくいものです。その希望を実現するためには，小さな小さな目標から進めていくことも大切です。その過程で希望は変化するかもしれない。でも，おしきせの希望ではないのだから，それはきっと尊いものです。たかはしみくさんの場合は，その都度希望が変化しています。彼女の見えている風景はどのように変わったのでしょうか。ピアとして，ぜひ次の世代にそのことを伝えていってもらいたいと思います。

4. ストレス－脆弱性－自己対処モデル バリエーションでみてみよう！

　希望と言っても，その前に今自分が持っているストレスに対処しないとなりません。メンバーにはもともと持っている脆弱性があります。脆弱性とは病気のなりやすさ，再発のしやすさです。ですから，自己対処をしなければなりません。

　自己対処に関してのワーク，心理教育の具体的な例をあげてみましょう（次ページ写真）。病棟でされているかもしれませんね。ボーリングです。

　ピンに自分の苦手なことが書いてあります。

　「まわりの音が気になる」

　「ひとがたくさんいる」

　「小づかいが少ない」

　苦手なことや気になることなど何でも OK です。そして，ボールを2個用意します。

　1投目のボールはお薬ボールです。この写真ではリスパダール，トレドミン，アキネトンと書いてあります。本人が使っている薬の名前です。2投目は自己対処ボールです。自分の助け方です。カラオケ，映画

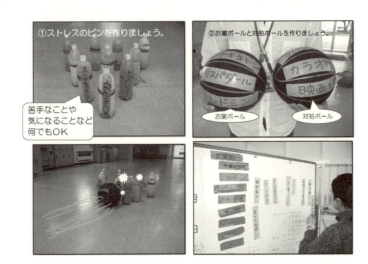

を見る，タバコを吸うと書いてあります。何を書いても大丈夫，投げ方も自由です。

　1投目のお薬ボールでまず投げます。ピンが何本かは残るかもしれない。お薬ボールで，つまり薬物療法で下支えをした後，スペアを狙うための2投目は自己対処ボールです。自分の好きな自己対処をボールに貼って投げます。この2投でスペアを狙います。

　これは，薬と自己対処の大切さを学ぶためのゲームです。このようなものをたくさんプログラムで持っていると，とてもよいのではないでしょうか。

　ひだクリニックにはConstaClub（コンスタクラブ）というメンバーの自助グループがあります。そこでやっているプログラムのひとつが，「リカバリーお月見」。これにメンバーが自分のことを書きます。お月見の団子にみたてて，自分の嫌な症状，今の自分が頑張っていること，こうなりたいという自分，そして，自分の助けになっている人や物を書いて，皆で発表し合います。WRAPやストレングスモデルの要素を取り入れながらやっています。このバリエーションは，いっぱいありま

第 10 講　Hope, Dreams and more……. 247

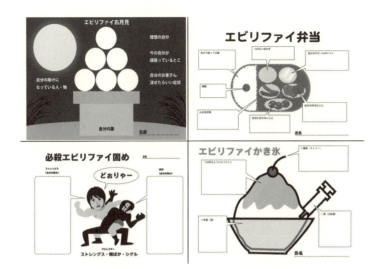

す。「リカバリー弁当」「必殺！　リカバリー固め」「リカバリーかき氷」。
　例えば「リカバリー弁当」には用意されたおかずだけではなく，自分の入れたいおかず，つまり「希望」が用意されています。
　これは大切な自己対処の勉強です。このようなものをいっぱい用意しています。遊びながらリラックスした気持ちで，でもしっかり「腑に落ちる」ワークではないでしょうか。

5．ConstaClubからティモシーへ

　前節で出てきたConstaClubというのは，もともとピアスタッフ，メンバー同士が行っている「自分の薬のことは，自分たちで学ぼう，自分たちのことばで話そう」というプログラムです。もうゆうに100回を超えています。ほぼ毎月やっています。コンスタというのは，リスペリドンの持効性注射製剤です。最近は，パリペリドンやアリピプラゾールの注射製剤も使用できるようになりました。そうすると，コンスタ一つのプログラム名ではおかしいということで，ティモシーという名称になり

コンスタクラブ（現ティモシー）は盛りだくさん

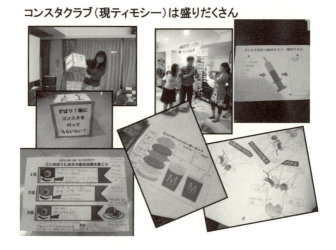

ました。

　ティモシーは，ディズニー映画『ダンボ』に出てくるネズミの名前です。崖の上からダンボが空を飛ぶシーンがありますが，そこでダンボが怖気づきます。ティモシーは，「この魔法の羽根があったら飛べるよ」とダンボを励まします。そしてダンボは意を決し，崖から飛びおりるのです。大きな耳をあやつり，自由自在に大空を飛べるようになりました。メンバーはこの映画から，「薬はこの羽根のような役割を果たすもの」「勇気をだすためのもの」「自分の先の一歩を進めるための大切な道具」と話す。このため薬についてのセルフヘルプグループを「ティモシー」と名付けたのです。薬は勇気を出すために必要なもの，こういった考えに医療者こそが勇気づけられます。

　ダンボをメンバーだと思ってください。病気をして，皆に笑われてしまいます。しかし，飛べるという自分のストレングスに気づきます。でも，一歩飛ぶ勇気が出ない。そういうときに，こういう羽根があって飛べるということ，これから新しいチャレンジをしたいと思うメンバーのための勉強会のプログラムです。

第 10 講　Hope, Dreams and more…….　249

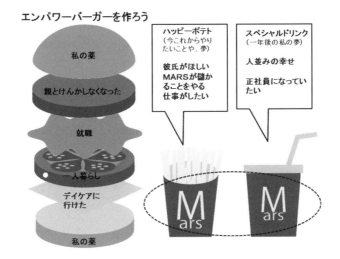

　その中のひとつに,「エンパワーバーガー」というものがあります。
　ハンバーガーのバンズは自分の飲んでいる薬で,そのバンズの間に今の自分のできたことを書きます。そして,「ハッピーポテト」には,今これからやりたいことや,夢を書きます。「彼氏が欲しい」「MARSが儲かることをやる」「仕事がしたい」など,なんでもいいのです。セットには飲み物も必要です。これは「スペシャルドリンク」です。「人並みの幸せ」「正社員になっていたい」など,1年後の自分の夢を書きます。ハンバーガー,ハッピーポテト,スペシャルドリンクの3点セットがリカバリーセットです。このセットのいいところは,今のできていることと,これからやりたいこと,その両方がしっかり入っていることです。
　このように,自分のリカバリーを考え,それを発表しながら,みんなで一緒に笑いながら,拍手をしながら自分の希望を確かなものにして考えていきます。

6. DEIMOS号が行く！

　心理教育やピア活動を一つの小さなクリニックでやるのではなく，クリニックの範囲を超えて全国に広げようという運動を行いました。

> つたえる
> つづける
> つながる
> つむぐ

という四つの"つ"に象徴されるキャンペーンです。ピアの活動を「つたえ」，それを「つづけ」，日本各地のピアや家族と「つながる」。それは未来への希望を「つむぐ」ことではないか。そのように考えて行いました。

　DEIMOSとは何かというと，火星の衛星のことです。株式会社MARSのDEIMOS号が全国を回って，元気な当事者のピア活動を紹介するという活動でした。

　DEIMOS号のデザインなのですが，車体の左側は「宇宙から見た地球」の絵です。反対側は「地球から見た宇宙」の絵になっています。将来，地球の人も宇宙の人も一緒になって生活できるようになりたいこと

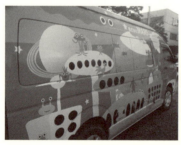 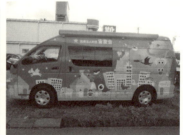

第10講　Hope, Dreams and more……. 251

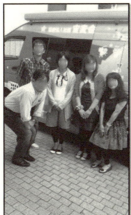
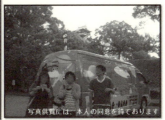

を考えました。これは障害のある人も，ない人も渾然一体となって暮らすことを意味しています。2011年，全国27カ所を回って，述べ1400人の家族とお会いしました。

　アンチスティグマとリカバリーは2枚の合わせ鏡です。スティグマを減らすためには，当事者の社会参加が必要です。当事者との接触体験が増えると，正しい理解が促進され，偏見が少なくなっていきます。そして，社会の許容度が上がり，偏見が下がっていきます。アンチスティグマとリカバリーは車の両輪だともいえます（図10-3）。

　「精神分裂病」から「統合失調症」へ名称が変わりました。その中で，統合失調症という病名を聞いたことがありますか，精神分裂病という病名を聞いたことがありますかということを調査したものが図10-4です。

　統合失調症はあまり差がなく，約55％前後の人が年代を問わず聞いています。精神分裂病はここ10年で変わった病名なので，当然のことながら高齢者の多くは知っています。しばらく経っていくと，精神分裂病という病名を知っている人は少なくなっていって，統合失調症が増

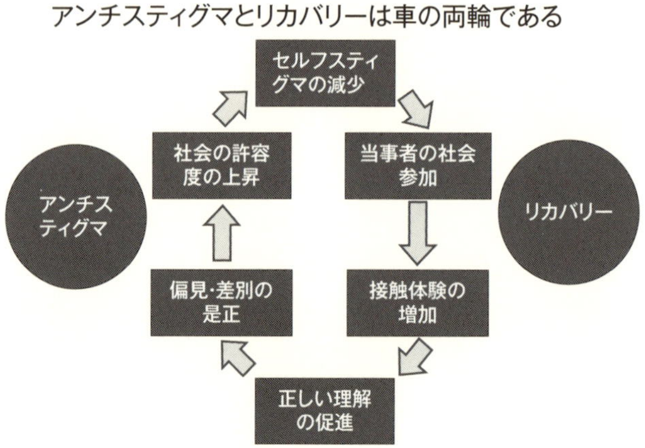

アンチスティグマとリカバリーは車の両輪である

図10-3　アンチスティグマとリカバリーは車の両輪

えていくと思います。病名呼称が変わっていくということも大事です。そのようにして認知度向上も含めながら，当事者がスティグマから解放され，前向きにリカバリーに取り組むことができるような活動も必要かなと思っています。

7.「できる」が増えると「したい」が多くなる

　Recovery ubiquitous ということばを考えてみました。ユビキタスというのは，どこでもネットがつながるという意味です。もともとの意味は，ラテン語で「遍く存在するという意味」だそうです。だから，リカバリーというのは特別なことではなくて，いろいろなところに存在している。先ほどのたかはしみくさんのようなリカバリーもあるかもしれない。でも，病棟で宇宙人の絵を描いていた彼のようなリカバリーもある。いろいろな形のリカバリーがあると思います。

　リカバリーの形は一つではありません。リカバリーの形を一つにとどめるということは，それは支援者の小さな思惑の中に留める話になってしまいます。いろいろなリカバリーがあるということも考えなくてはい

第 10 講 Hope, Dreams and more……. 253

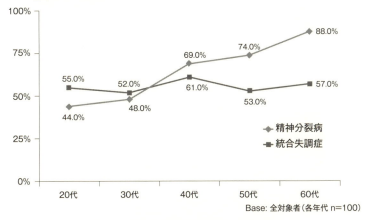

図 10-4 精神疾患の認知状況〈年代別〉

けません。
　よく当事者主体性という言い方をします。当事者主体性ということばはわかりにくいので,「したい性」という言い方をしてみます。何を「したいか」のしたい性です。
　「できる」が増えると,「したい」が多くなる。これが何よりも一番の名言だと思っています。
　先ほどの話に戻すと,何かができると,次の希望ができてくる。キルケゴールの引用ですが,「希望は未来形で訪れる」。「できる」という段階になると,次の「したい」が,未来形で訪れてくるわけです。私たち支援者は,未来に何が起こるかということはわかりません。ですから,私たちがやることは,本当に細心の注意を払いながら,その「できる」を支援していくことです。

第10講 summary

　Hope, Dreams はどうやったら持てるのか。そのために，どのように支援を考えていけばいいのか，が第10講のテーマです。

　その Hope, Dreams を支援者が押し付けることほど，当人たちの自尊心を傷つけるものはない，と翻ってみていきました。
　「したい」性——このことばの持つ意義を何度も何度も考えていきましょう。

第11講

多機能垂直統合型精神科診療所での
リハビリテーション

　今までの講ではデイケアの構造，デイケアの活動，スタッフの心構えなどを述べました。最後に，診療所が持つ意味，多機能垂直統合型精神科診療所のリハビリテーションについてと，私たちの法人，宙麦会の来歴の話もしたいと思います。

1. 「家族」と「家庭」の違い

　映画『踊る大捜査線』で織田裕二の有名なセリフがあります。

　「事件は会議室で起こっているんじゃない，現場で起こっているんだ」

　これを精神科で言うと，「事件は診察室で起こっているのではない，自宅で起こっているんだ」ということになります。
　中沢正夫の『地図は現地ではない』（萌文社，1991）という本があります。保健師と一緒にいろいろな仕事をされた先生ですが，この中の一文です。

　診察室に「家族」は連れてこれても，「家庭」は連れてこれない。

　この文章は，納得される人がいっぱいいると思います。家族は来ま

す。親子面談でも来てくれます。でも，家庭は連れて来られないのです。家庭というのはそこに行かないとわからない。現場に行かないとわからないことがいっぱいあるのです。

リバーマンが，『精神障害と回復』（星和書店，2011）でこんなことも記載しています。

> 精神障がい者リハビリテーションは，障がいのある人が，暮らし，学び，働き，そして症状からの影響を最小限に抑えつつ地域社会の中でできる限り正常に自立して機能するのに必要な，認知的，情動的，社会的，知的，そして身体的なスキルを身につける援助を提供する。

網羅的な表現になってはいますが，大切なことはやはり「地域社会の中で」ということです。

2.「技法以前」

向谷地生良の『技法以前　べてるの家のつくり方』（医学書院，2009）という本があります。表紙に「私は何をしてこなかったか」と書いてあります。

普通こういう本を書くときには，「私は何をしてきたか」を書きます。この帯だけでもすごい。ここにはいろいろなことが書かれています。べてる関連の本はいつも刺激的です。

これとは別の本ですが，精神科医療の抱える根本的問題をいつも鋭くついています。

精神科医療の三本柱は，「医学」「看護」「福祉」です。それにこのような当て字をしていました。

第 11 講　多機能垂直統合型精神科診療所でのリハビリテーション　257

```
医学  →  囲学
看護  →  監護
福祉  →  服祉
```

　医学というのは，「あなたのためだ」と言いながら，所詮は患者さんを「囲」い込んでいる。スタッフは小さな権力者です。このことは第 1 講で牧人権力を例に引いています。看護の「看」は，手と目で看ると言いましたが，その「看」ではなく，監視の「監」を使った「監護」です。福祉は「服祉」で，服役の「服」です。従わせるということです。そう考えると，服薬も薬を飲むことを従わせるということになり，あまり良いことばではないかもしれません。

　「医学」「看護」「福祉」というのは最初の段階から，患者さんを囲い込んでしまったり，監視をしたり，何かを強いるということがあるのではないかということです。

　さらに医学は「偉」いふりもするので「偉学」かもしれない。看護はもし患者さんがいうことをきかないのならば，声が大きくなり，それは癇癪の「癇」の字を使った「癇護」かもしれない。私たちはこういう文字を見ながら，その裏に隠されている同音異義語で，ある意味ではことば遊びかもしれないけれど，根本的な問題を考えていく必要があるのかもしれません。

　「きく」ということばにも，次のような漢字を当てはめることもできます。

```
利く
訊く
聞く
聴く
```

私たちはこのように「きく」ことができます。ただ「利」は目利きなどの「利」でもあるので、調査探索の要素が強い。「訊」は知りたいことを質問するというニュアンスが強い。「聞」は門がまえの中に「耳」がある。あまり言われないことですが、都合の悪いことは門を閉めて聞かないという意味も含まれています。「聴」は文字通り、耳と目と心で聴く。しかも十四の心で聴くのです。なるほど、「傾聴」とは相手の話を集中して聴く。相手が何を言っているのか。どうして、そういう話をしているのか。その気持ちや感情の機微までつかまえて聴くことが重要だとはいえます。よく話に出る「傾聴の"あいうえお"」があります。

　"あ"いての目を見て、"い"っしょうけんめい、"う"なずきながら、"え"がおで、"お"しまいまで話を聴きましょう、ということです。でも先の『技法以前』には、「ケアの現場は『聴きすぎている』」とも書かれています。聴くということはとても大切なことなのですが、聴きすぎていて何でもかんでもしてあげているかもしれない。親切な私たちは善意で聴きすぎていて、先回りをしているかもしれません。第2講の「ちびまる子ちゃん」ですね。

　「傾聴」ということばがあります。傾聴には7つあります。

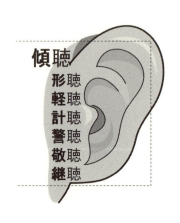

　形だけで聞く「形聴」。医師がパソコンを打ちながら、「そうそう、はいはい」と言っているような感じです。

　軽く聞き流す「軽聴」。ここでは、物事を深刻にしないとか、例えば今日はこれを聞くべきではないと判断したときに、でも一応聞く、流すということも必要です。これはスキルといってよいでしょう。

これは妄想による症状なのか，それとも普通の苦労かというアセスメントをしながら，症状を計りながら聞く「計聴」。
　「計聴」と重なるけれど，もう少し医療アセスメントを要求するような警戒心も必要な「警聴」。
　認知症の高齢者に対して，たとえ何を話しているかわからないような状況でも，その人のやってきたことに対して，ある種の敬意を持って聞く「敬聴」。
　「今日は話をここまで聞くね，次回はこういうふうなところまで話してね」という形で，次の診察や次の関わりがあることを考えて余白を残す「継聴」。あるいはカウンセリングで，今日はこういうテーマが出ましたよね。次回のカウンセリングまでにこのことを考えてきてくださいと言って，その日のカウンセリングを終わりにする。そのような次につながる継聴もあるかもしれません。
　7つの傾聴はどれも大切です。その人，その状況に合わせてどれを使うか，を考えていくということも必要です。
　でも，無理にわからないことは答えを出さなくてもいいのです。「わからんことは，ロマンということにしとけや」。第9講で紹介したキーツの負の能力を言い換えると，このようなことと同じでしょうか。
　「わかる」のバリエーションを増やす。これもスタッフには大切なことです。「わかる」にもバリエーションがあります。本当に「腑に落ち

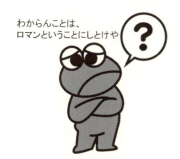

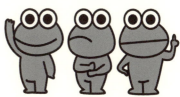

る」わかるから,「何となくわかる」「わかったけれどもう1回聞こう」というように「わかる」のバリエーションを持っているスタッフは本当に良いスタッフだと思います。

雑談も集まればノウハウになります。

ANAの整備部門の情報共有システムにECHO（Experience Can Help Others.）というものがあるそうです。「だれかの経験は他の人を助ける」ということで，情報を共有し，いろいろな困ったことのデータベースを作っています。

どんなに頑張っても，私たち専門職は，照明範囲はそれぞれあるかもしれませんが，一つのライトしか照らせません。いろいろな目で見て，情報を共有することで，全体像が見えてきます。ある専門職の情報は，他の専門職の情報を助けることになります。精神保健福祉士が正確に聞いてくれた家の情報は，処方に役立ちます。第8講でアドヒアランスがあまりよくない患者さんの例を出しました。彼が薬を飲まないのは，病識がないからではなくて，部屋のどこに薬があるのかわからないから。とても汚い，掃除のされていない家だったので薬を探すところから始めないといけない。訪問看護師の情報が処方設計を助けてくれたのです。

3. 現場SST　〜こういうふうにしてみたら？〜

「家庭」と「家族」の違いを述べましたが,「現場SST」の話をします。

Beachside chair detective

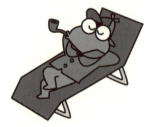

Beachside chair detectiveという探偵モノを知っていますか。現場に行かずに，いろいろ推理をするような探偵のことです。とても知性的で，論理的。たしかにそう

かもしれませんが，現場に行かず，机上で推理をするということで，現場主義とは全く反対です。

現場の話をしましょう。「現場SST」の例です。
Tさん，40歳女性。統合失調症です。
デイケアに通っていますが，幻聴や妄想は活発です。しかし，病識は乏しく，「自分の場合は幻覚ではなく本物！」と主張しています。LAIを使用していますが，本人はその使用実感をよいものと感じており，薬に関しては「自分の味方」と言い，きちんと使うことができています。
あるときから，一人暮らしを開始しました。この人の希望は母親との距離がとても近いので，何とか一人暮らしをしたいということです。
そうは言っても症状はとても強く残っています。「芸能関係者が来る」「タバコを吸う男の人が来る。タバコで部屋中が臭い」などと言います。恐怖心から一人で夜間過ごすことができず，夜はタクシーで実家に戻るというパターンが頻回に続いていました。タクシーでは，片道40分くらいかかるので，往復するとお金がかなりかかります。家族は一人暮らしをしても意味がないのではないかと案じていました。
夕方の6時から8時が一番悪くなります。ちょっと日暮れになってきて，心細くなる時間帯です。この時間帯に恐怖心から大声やドアを叩くなどの行為がありました。このために，騒音で同じアパートの住人から「退去しろ！」とクレームが来ます。
デイケアで，この「事件」が起きたときに，このタバコを吸う臭い男を追い返すための方法をSSTで練習しましょうということになりました。
ただ，デイケアのSSTで練習していても，彼女の場合，事件が起きているのは夕方の6時から8時，自分の部屋です。その時間帯，その場所で，追い返す対応方法を覚えないと通用しません。
訪問看護実施時に，実際に事件の起こる自室にてSSTを練習しました。また，それを元により具体的な対策を一緒に考えます。

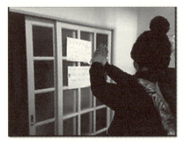 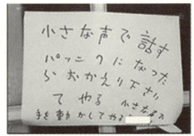

　訪問看護には，夕方6時から8時の間に何か困ったことは電話してください という SOS の電話を確保します。次に現場 SST をして，追い返す技の強化をしましょう，現場検証をして，より良い技にレベルアップさせていきましょうというようにします。
　これは実際に彼女の自宅での一コマです。自宅でやることに価値があります。紙が貼ってあるのがわかりますか。紙に書いていることをやりながら，メンバーからアドバイスを受けた方法で身振り，手振りを使って「タバコ臭い男」を追い返しているところです。
　この紙にはこのように書いてあります。

**　小さな声で話す。パニックになったら，おかえり下さいってやる。小さな声で手を動かしてやる。**

　このように身振り，手振りを使って「タバコ臭い男」を帰します。
　その後，その成果をデイケアで宿題報告をしました。そこでさらにアドバイスを受けたのは，「せっかく手を動かすのなら，もっと身体も動かしたほうがいいよ」ということでした。それで次ページの写真のようにレベルアップです。
　手前に，幻聴の対象がいるのでしょう。自分の身体を隠しながら，西部劇ごっこのように椅子に隠れて，ピストルのようなものを手に持って

デイケアメンバーからアイデアをもらって

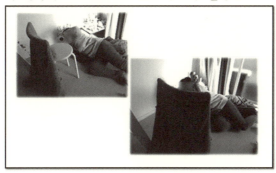

追い返す練習をしている現場SSTです。実際はピストルではなく，消臭スプレーなのですが。

「事件」は相変わらず起きていますが，以前と比べて自己対処ができるようになりました。

上手に追い返せることが多くなっています。ただし，幻聴はまだまだあります。大声を出したり，大きな音を出したりすることは少なくなったようです。

今後の夢は，「一人暮らしは自分の時間が持てるから楽。これからも一人暮らしを続けていきたい！」ということです。今後のケアは必要ですが，経過を充分に追っていきたいと思います。

現場SSTの話をもう一つしましょう。32歳女性，統合失調症の患者さんです。生活歴は中学校までは成績も良く問題はありませんでした。幼い頃からいじめにあっていました。中学校3年生から不登校となります。自宅に閉居するようになりました。16歳のときに，自殺未遂をして第1回医療保護入院となりました。その後，怠薬を繰り返し，徐々に社会的機能が落ちてきます。

万引きしたり，駅前や人目をはばからず放尿を繰り返したり，タバコ

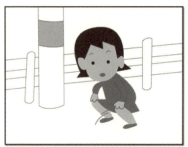 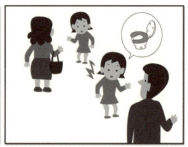

の吸い殻拾いをしたりします。

　彼女には,「自分の尿を捨てていけない。捨てると家族に大きな災難が起こる」という妄想があります。そこで, 家ではティッシュを部屋中に敷いてそこでしたり, ペットボトルに尿を溜めている行動を頻回行っていました。

　駅周辺で見知らぬ人に話しかけては,「たばこ！」「おしっこ！！」と話しかけます。

　あるとき, コンビニエンスストアで万引きし通報されました。その際, 店員に暴力を振るってしまい, 措置入院となりました。退院したものの, 再度, 冬場に満員電車の中で, 消臭剤をふりかけて歩いていたところを止めに入った駅員の顔に吹きかけ, 再び措置入院となりました。

　退院後どうしたらよいのかについて, ケア会議が開催されました。服薬ができないこと, 頻回の入院歴もあるために, まず薬物療法の調整を行いました。彼女にはLAIを選択しました。

　主たる支援テーマは二つです。「トイレ」と「タバコ」に支援テーマを絞りました。多くのことはおそらくできないと思われるためです。

　まず「トイレ」についてです。どうしたら「問題行動」にならなくてすむか, を皆で考えました。

　実は日本にはいいシステムがあります。交番です。大きな駅前にはまず交番があります。

第11講　多機能垂直統合型精神科診療所でのリハビリテーション　265

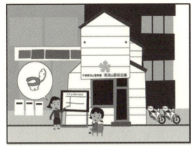
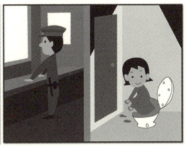

「そうだ！　交番でトイレを借りる練習をしよう！！」

駅前交番のおまわりさんに訪問看護師がお願いをして，協力してもらいます。訪問看護師と彼女，二人して，一緒にトイレを借りる練習を始めました。まさに「駅前交番現場SST」です。

彼女の頼み方が変化します。「おしっこ！」「トイレ」「トイレ，貸して！」「トイレ，貸してください」。頼み方が変わってきました。

「トイレ，貸してください」といわれたら，これは普通の日常会話ですから，全然問題ありません。

おしっこを往来でするのはやめましょうと言っても，彼女にとっては難しい話です。でも，頼む練習はできるかもしれない。彼女の場合，おしっこに関する妄想を取るためには薬をいっぱい使わなければならなくなります。たぶん，生活がままならなくなってしまいます。それに対して，少し薬を使いながら，周りの資源を利用するということも必要でしょう。

さて，次はもう一つの問題行動。「タバコ」，吸い殻拾いです。

今度はデイケアのメンバーに「タバコをください」とお願い系SSTを始めました。あらか

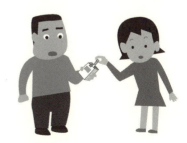

じめお願いしているメンバーに頼みごとの練習です。

彼女は今ではほんの少しだけですが，デイケアに来る日も増えてきました。LAI の成果だけではありませんが，このように心理社会的な介入をすることで，ちょっとだけ行動範囲は広がっていきました。

4. ACT？ アウトリーチ？ 不毛な議論かな？

いろいろな地域精神科医療のモデルがありますが，秀逸なモデルというのは，京都の ACT-K と，浦河べてるの家が白眉だと私は思っています。

最近，注目されているケアモデルに，ロンドン大学のソニークロフトのバランス・ケア・モデルがあります。ただ収容するだけの入院中心の精神科医療は時代遅れですが，コミュニティケアだけが正しいということでもありません。現在までの研究からは，入院精神科医療とコミュニティケアの双方を取り入れたものが「バランス・ケア・モデル」ということで専門家に支持されています。両方をどのように使うかということになると思います。

べてるの家は，「自分自身で，ともに。」とあるように，精神科医療でありながら，精神科医療を超える文化としての要素があります。文化というのは継承されていきますが，今後 10 年後，20 年後にべてるの家がどのように変わるのか，楽しみです。

ACT-K は，24 時間・365 日，患者さんの生活している地域，まさにそこで診ることの大切さを教えてくれます。私の考えなのですが，対象者と支援者が点でつながるので，集団力動がなかなか起こりにくいということがあるのかな，とは思います。

スケールデメリットということもあります。ケースロードという表現をしますが，何人のスタッフでは，何人の患者さんしか診られないということが決まっています。150 人の患者さんがそのロード数とすると，

例えば患者さんが150人来たときに，151番目の患者さんの不利益を考えなければいけない。ある種のドグマで固まっていると，他からの批判を受けやすいという弊害があります。外側からの批判に耐えることができる組織なのかどうかということも言われています。

　それでは，ひだクリニックはどうでしょうか。医療で行っていることでの限界はあります。医療法人社団の宙麦会だけではなく，株式会社MARSの話もしようと思っていますが，医療でできる限界もわかってきました。だから，医療以外のことも考えないといけない。そうは言いながらも，医療保険でやっていることで，診療報酬というお墨付きの報酬をもらえている。それで運営が成り立っているのも事実です。「ロマンと算盤」の算盤をここでやっているわけです。

　それから，医療・生活・就労のミックスしたものを医療法人社団と株式会社の両輪だと行いやすい。また，当法人にはコメディカルスタッフの多さ，ピアスタッフの多さという特徴があります。もちろん，スタッフが多いということと，有能なスタッフが多いということはまったく別のことですから，スタッフの研修は急務だと思っています。

5．ピアって，コンプレックス産業？

　ピアの話にもう一度戻ります。

　「Helper-therapy principle」は，とても大切な概念です。「助ける者がもっとも癒される」という原則です。リースマン（Riessman, F.）が提唱しました。「援助をする人が援助される人より多くのことを得る」「援助をする人がもっとも援助を受ける」といった表現もされています。

　ピアで言えば，その人のために何かをやってあげているということは，実は巡り巡って自分の自己肯定感につながる，あるいは，自分の達成感につながることだということです。助けている人が実は助けられて

いる。これは自助グループの最初のテーゼになります。

　だれかのために役立つということは，ほかならぬ自分のために役立つということなので，ピアが働くための大切な根拠になっています。

　裏返して考えると，ことばは悪いのですが，ピアは自分の病気を売り物にして働くことになってしまいます。そうすると，自分の病気とどのように付き合うかという，いわゆる自分の病気との距離感がその人のピアの資質を育てるということになります。

　したがって，あまり自分の病気を受容していないピアは，ピアとして向いていないかもしれません。逆に，自分の病気を本当に受容してしまっていて，"ザ・ピア"となってしまうと，病気と一体化してしまうかもしれません。このあたりのところは，これから私たちもピアと医療機関の中で一緒に働いていくときに考えていかなければならないと思います。

　ピアはピアとして独立性を持てるのか。プチスタッフにならないようにするにはどうすればいいのか。これもこれからの課題です。私はまだ答えを持っていません。

　リカバリーを考えるときに，あなた自身の物語の主人公になろうということです。

　例えば，病気をして，いろいろと人生は変わったかもしれません。でも，これから先の人生はまだまだ変わるのだろうということです。何回も言いますが，「希望は未来形で訪れる」のです。

　ピアスタッフが今後どうなっていくかということは，非常に難しい問題です。ピアスタッフが生き生きと働くための環境とは，ということで，2014年に相川章子が次のようにまとめています。

> 採用方法の明確化
> 複数のピアスタッフの雇用
> 二重関係の中での責任明確化（peers' paradox）
> 安定した収入／適切な仕事量
> スーパーバイズ
> 利用者としての立場の確保
> チームでの支援体制の整備
> リカバリー志向の職員・組織文化

　今のピアというのは，デイケアなどで頑張っているので，メンバーからスタッフに昇格したような一本釣りが多いのです。この人は頑張っているから，何となくやれそうだから，というようなことでの一本釣りが多いので，非常にえこひいきが強い場合もあります。公平性はあまりない。それから，医療機関は，複数のピアスタッフを雇えるだけの経済的な背景がありません。でも，ピアを雇うとすると，複数いたほうがいいわけです。そういう問題もあります。
　ピアは患者の顔をすればいいのか，スタッフの顔をすればいいのかということもあります。担当医の前では患者なのか，ピアなのかわからなくなってしまうという弊害があります。
　それから，第7講で詳しく述べたように，「労働とは労力を提供して対価を得ること」ですが，ピアが行っている業務の対価というものは，本当に安定した収入として成り立っているのかどうか。どれくらいが適切な仕事量なのか，まだだれも決められていません。
　雇用したピアをちゃんと継続的に研修やトレーニングできているのかどうか。そして，ピアといえども患者としての権利がちゃんと確保されているのかどうか。
　チームでピアを育てることができるのかどうか。リカバリー志向の職

員・組織文化があるのかどうか。こういうことが揃っていないと，これからのピアスタッフは育たないということを書かれています。

　未来の精神科医療を考えるときに，ピアということがとても大切だとすると，これはどうしても避けて通れない問題です。

　2007 年，ゲイツとアカバス（Gates, L.B. and Akabas, S.H.）の文です。

**　　ピアスタッフの活躍を阻害する大きな要因は専門職である。**

　私たち専門職はもしかすると，ピアの調子がいいときにはピアをスタッフと見るし，ちょっと調子が悪くなると患者さんとして見てしまうということはありませんか。私は，自戒をこめてそうしているのではないか，と思います。これが一番悪い。

　ピアというのは，新たな医療資源と考えていいのか，それとも単なる便利屋で終わるのか。ピアというのはちょうどこの岐路に立っていると思います。

6．多機能垂直統合型精神科診療所の強み

　そういうピアを雇っている多機能型精神科診療所の話をします。初めて聞く用語かもしれません。正確には多機能垂直統合型精神科診療所と言います。

　テレビの『ウルトラマン』は，怪獣が暴れているところにやってきて，3 分間でやっつけておしまいというのが一つの形でした。こういうものを，古代ギリシャ演劇で，困っているときに現れて，解決をするという役割，「デウス・エタス・マキナ（機械仕掛けの神）」と呼びます。

　今はウルトラマンも仮面ライダーもみんな総動員，一人で戦うのではなくて，チームになっています。ですから，私たちもチームを組みましょう。その中にピアがいても全然かまわないわけです。むしろ，ピア

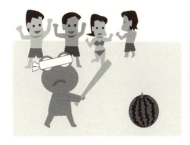 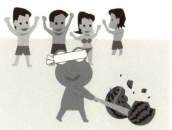

がいたほうがよいのです。

　上のイラストは夏の浜辺の風物詩，すいか割りです。すいかを割りたいのですが，目隠しをしていては，一人ですいかを割ることはできません。周りが右とか左とか，後ろとか，指示を出していって，はじめてすいかを割ることができるのです。

　この目隠しというのは，何を表しているのでしょうか。統合失調症によってもたらされた機能低下などでしょうか。すいかは夢や希望，やりたいことです。すいか割りに成功するということはそれを達成するという意味です。そして，バットというのが多職種のことです。

　医師は，医学知識，薬剤情報を持っています。精神保健福祉士は，生活の下支え，経済面での支援をします。看護師は，訪問したり，自宅での心理教育，現場SSTをやります。事務職は，自立支援期限のお知らせ，予約管理をします。栄養士は，体重，食事管理でしょう。デイケアスタッフは，各種プログラム運営が主な業務です。事業所スタッフは，就労支援，連携に多くの時間を割きます。ピアスタッフは寄り添いから，ソーシャルモデルとして機能します。このようにして，これらのバットがあるから，すいか割り，つまり夢や希望を達成できるのです。そして，遠くから声をかけている応援団は家族です。

　多機能垂直統合型精神科診療所は，多くの応援があることで，目標を達成できる可能性が高くなります。

2015年5月，東京医科歯科大学の講堂で，第1回日本多機能型精神科診療所研究会が立ち上がりました。いろいろな職種がいて，いろいろな仕事をする精神科が集まって，これからの一つの流れになることはまちがいないことでしょう。

　私たちもここで実践報告をしました。

　そのケースです。51歳，男性。統合失調症の患者さんです。

　34年前，本人が17歳の頃，被害妄想で発症をしました。同胞は妹1人です。父親は本人が幼い頃に亡くなっています。T大学病院を初診しました。すぐにT大学関連病院へ入院となりました。閉鎖処遇の入院でした。

　10年間の入院のあと，ようやく退院になりました。しかし，母親に暴力を奮ったために，数日間で再入院となりました。

　2回目の入院は14年間に及びました。

　2回目の退院後，1年目のことです。母親を刺殺しました。幻聴に支配されてのことでした。

　H病院へ措置入院となり，私が担当しました。幻聴は激しく，しばしば興奮状態になることもありました。妹の面会後に，興奮状態が激しくなります。保護室を利用することもありました。家族に対するうらみ，つらみがすごいのです。

　その後，薬石効あり，徐々にですが精神症状は落ち着きをみせます。外泊を妹に依頼しますが，妹は拒否します。彼女は加害者の妹であり，被害者の娘です。複雑です。

　入院期間中に，生活保護を申請しました。退院後は遠く離れたところで独居です。単身アパート生活になりました。

　しかし，支給された保護費を計画的に使うことができません。その都度，妹へ脅迫めいた手紙を出します。金銭的な欠乏が彼を追い詰めていること，経済破綻が増悪因子であることがわかりました。これは地域にいて，初めてわかったことです。病棟ではこういうことはなかなかわか

りません。金銭的管理を精神保健福祉士が支援し，日中の居場所としてはデイケアを使います。また，地域生活支援センターにも登録しました。

しかし，彼は「孤独だ，誰も自分のことをわかってくれない」と書いた手紙をあらゆるところへ投函するのです。

ある年の7月，調子を夏季に崩すことがわかってきました。訪問看護師によると，お金がないのでエアコンはあるのに冷房をつけていないのです。冷房をつけない部屋で，汗まみれで一日中いることもしばしばありました。

地域生活支援センターとのケア会議を開催しました。デイケアにも地域生活支援センターにも行かない日，連絡のない日が続けば，精神保健福祉士が訪問を行うようにしました。

服薬をより完全にするためにLAIを使用することになりました。

訪問看護を1週間に1回行い，随時，精神保健福祉士による生活相談も行いました。

こういう人が地域に生活することは難しいわけです。家族の受け入れがまずない。お金もない。病識も薄い。でも，うらみの念とか，自分だけが不当に扱われているという気持ちが非常に強いわけです。

コメディカルと関係性を構築すれば防げたケース。家族も含めた薬剤心理教育があれば防げたケース。症状管理をちゃんとすれば防げたケースなどがあります（図11-1）。例えば，コメディカルと関係性の構築ができたら良かったケースというのは，通院間隔があきすぎていて，医師が患者さんの病状の変化に気づけなかったために事例化したものでした。服薬コンプライアンスが悪いのに，外来受診が4週間以上あいていたという初歩的なミスもあります。

それから，患者さんの家族に対しては，薬の副作用について説明がされていなかったため，家族の勧めで薬を中断し，幻聴が活発になって，声の主と決めつけた人を切りつけた事例もあります。これも薬の中断の

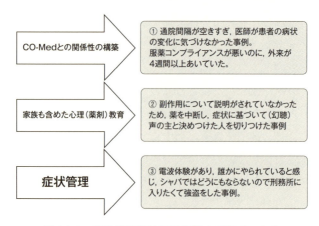

図11-1　当院常勤精神保健福祉士が気づいた点

リスクについて話していれば，防げたかもしれません。

　症状管理では，自分が操られているという体験があり，誰かに操作されていると感じ，どうにもならないので刑務所に入りたくて強盗をしたという事例があります。これも症状管理ができていれば防げたかもしれません。

　こういう難しいケースの患者さんも，実は地域に存在しているわけです。

　この本はデイケアをベースにしていますが，デイケアに参加する患者さんというのは，クリニックのごく一部です。ひだクリニックでも，5〜7％の患者さんしかデイケアを利用していないのです。さらにいうとクリニックに来ている患者さんは，地域の患者さんのまたごく一部です。地域で医療をやるには，そこまで目を向けなくてはいけません。

　このように地域でいろいろな問題を抱えながら暮らしている患者さんと接しながらいろいろなことをやっていると，どういうことがわかってくるのでしょうか。

　例えば，魔法瓶は，NASAの宇宙服の防熱，断熱加工の技術が転用

されています。F1 の最先端技術も普通車の性能に活かされていきます。

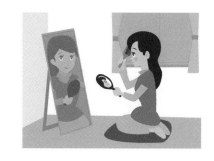

　つまり，困難なケースをマネジメントしたり，地域ケアをちゃんとやるということは，実は NASA や F1 の技術が民生転用されることと同じで，そこから得た知見や技術は日常生活に応用できるわけです。したがって，この最終講でお話ししている多機能垂直統合型精神科診療所というのは，NASA や F1 のような技術を持ちつつ，その技術をさまざまなケースに応用できるのです。

　手厚いケアの必要な患者さんのケアから得られた地域ケアの方法論は，その他の一般的な多くの患者さんの地域ケアに転用できます。ノウハウの拡大再生産ができるのです。ですから，これからは医療観察法も含めたものを地域の精神科医療機関が担っていく時代ではないかと考えています。

　右上のイラストの女の子は，お化粧をしていますが，鏡を二つ持っています。小さく見る手鏡——これは，自分のクリニックの中で起こることを見る鏡です。そして，全体を大きく見る鏡。自分がやっている仕事はクリニックの中でどこを担っているのか。そして，地域の中でどこを担っているのか。二つの鏡が必要なのです。この二つの鏡，二つの視点をつくってください。自分たちの仕事を少し引いてみることのできる視点。そして，ご多分にもれず鏡は曇りがちになります。気をつけましょう。

　宙麦会の歴史をお話しします。私たちが 14 年前にこのクリニックをはじめたときには，千葉県流山市は人口 18 万人程度で，メンタルクリ

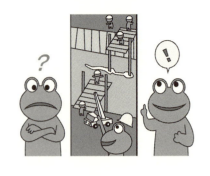

ニックはなく,精神科の医療資源はきわめて脆弱でした。精神科病床はゼロです。保健所も流山市内にはありません。作業所,今でいう事業所もありませんでした。まったく何もなかったのです。

私たちは,何が足りないのかを考えました。

それは「気づくことは築くこと」ということでした。

足りないものに気づくということは,新しいものを築くということです。そこで,足りないものは何か,何があったらこの地域によいのか,ひとつずつ気づいては,築いてきました。この「気づく」には第10講までに話をしたデイケアでのスタッフの在り方とか,デイケアでのメンバーのアセスメントとか,いろいろなことも含まれます。その多くは,デイケアではプログラムという形で結実していきました。

そして,一方で,築くというのは,文字通り施設という意味も含みます。これが宙麦会の沿革につながっていきます。

これから,何枚かのイラストで簡単な復習をします。「海の中」をデイケアのプログラムに例えると,いろいろなものがあります。「生活する力」「危険を回避する力」「楽しく過ごす力」「仲間と仲良くする力」「当たり前の幸せに向かう力」,これらの力を養うことを意味します。単純に書いていますが,個人個人ではその意味が違ってきます。この中でも細分化,つまりその人に合わせたオーダーメイドな支援が必要になるのです。このことは繰り返し述べています。

就労支援は「航海」です。

第7講で,プライムワークデイケアの話をしました。働くことを学ぶ

第 11 講　多機能垂直統合型精神科診療所でのリハビリテーション　277

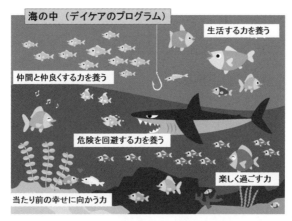

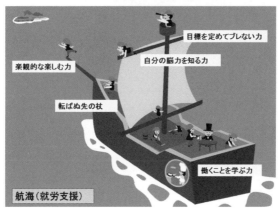

力，また世間が厳しいことを学ばなければなりません。それから，就労したいという気持ちがブレないこと。自分の力を知ること。転ばぬ先の杖──自己のクライシスプランを持っていること。プライムワークデイケアでのトレーニングは，定着率をいかにあげていくのか──1 年以上やめないため，長く働くためにはどのようなことが必要かを考えるためのものでした。そして，やはり娯楽を楽しむ力も必要です。

　「大地」はイベントやレクリエーションです。皆で楽しくやっています。誤解を招くかもしれませんが，「遊べないと働けません」。ここには

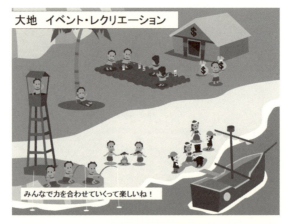

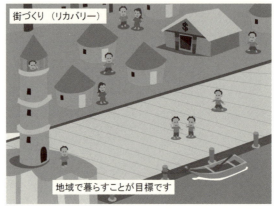

お金が必要です。小額であっても自分で稼いだお金を自分の好きなように使う。

「街づくり」つまり「リカバリー」です。ここでは地域で暮らすことが目標になります。

第1講で述べた「地域で暮らす，一人で暮らす，自分で何とかする」ということになります。

法人の名称は，宙麦会といいます。「そら」は，宇宙の「宙」です。宇宙は無限ですから，患者さんのリカバリーの限界は宇宙のように無限

第11講 多機能垂直統合型精神科診療所でのリハビリテーション

```
※医療法人社団　宙麦会
　　ひだクリニック
　　ひだクリニック セントラルパーク
　　訪問看護ステーション　すぴか
　　相談支援事業所 PHARE
※株式会社 MARS
　　株式会社 MARS 千葉支社 (Cielo)
　　多機能型事業所マーレ
　　カフェオリゾンテ
　　就労継続支援 B 型事業所 TERRA
　　リストランテ TERRA
　　就労支援事業所 CO OPUS
　　生活介護事業所 そにあ
　　グループホーム my 夢 11 部屋
※合同会社 WARP
　　お好み焼き焼麦大郎
```

だと考えています。そして，「麦」は地面に根づきますので，患者さんの地域での生活が麦のように根づきますようにということで，宙麦会と名づけました。

法人のホームページには，

『ヨハネ伝第12章24節』に，「一粒の麦もし地に落ちて死なずば，ただ一つにてあらん，死なば多くの実を結ぶべし」とあるように，麦には「地域に根ざす」という意味があります。わたしたちも，一粒の麦になりたいと思います。

と書いています。とても好きな聖書の一節です。

法人最初の施設のひだクリニックは，玄関を入ったところは全部ガラス張りです。よくいえば視認性がよい，悪くいえば丸見え。メンタルクリニックの多くは，雑居ビルの上のほうの階に開院されていて，どちらかというとこっそり入るのが普通でした。それはどうしてでしょう？

患者さんは，メンタルクリニックに行くことを嫌がるから，入口がわ

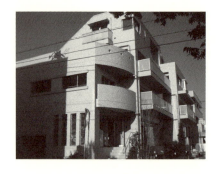

からないほうがいいと言われていたからです。

　もうひとつ，ほとんどガラス張りなので，同じように「そんなふうにしたら，ガラス割られるよ」とも言われました。

　患者さんはメンタルクリニックには，コソコソ入る。大暴れしてガラスを割るかもしれない。そういうふうに考えられているのが，支援者，医療者の中にある患者像です。もちろんそういったことがゼロとはいいませんが，それが大多数か稀な例かという考え方の違い。スティグマのひとつの例でしょうか。

　外来ロビーの特徴は，患者さんが一方向を向かず，広場的に囲むような形で椅子を置いていることです。「患者さんは顔を合わせるのは嫌だと思います」と言われました。でも，なぜそのようにして顔を隠さないといけないのでしょうか。よくわかりません。それでも顔を合わせたくない患者さんもいますので，ベンチ二つ分だけは見えないところに置いています。死角を作っているのです。

　隣駅の流山セントラルパークに，2010年に分院であるひだクリニックセントラルパークを新たに開院しました。南流山の本院のひだクリニックが非常に重装備になってしまったからです。統合失調症の患者さんも多いのですが，精神科に来られる患者さんのうちの何割かは，例えば睡眠薬だけをもらえばいいという方も多くいます。その人たちに対して，同じように重装備なシステムでやっていると，待ち時間が長くなるかもしれないし，予約が取れないかもしれないということになります。

　ですから，ひだクリニックセントラルパークは，どちらかというと，すぐ診察できるという形を取っています。ファーストゲート，最初に診るということです。そこでアセスメントをし，本当に必要であれば，

第11講　多機能垂直統合型精神科診療所でのリハビリテーション　281

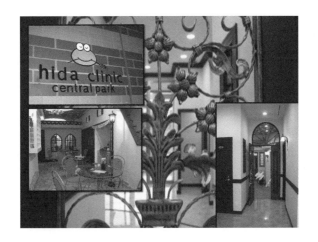

他の心理社会的治療を併用するという形を取っています。Clinic's clinic の位置づけです。

　上の写真は外来ロビーの様子です。外来ロビーは広場のような雰囲気です。診察室は全部，家のようになっています。天井には空の雲のクロスを貼っています。どうしてこうしたと思いますか？　病院に何をしに来るのか。診察が主目的ですが，それだけでしょうか。その他に，スタッフに会いに来たり，顔なじみに会いにくる場所ではないだろうか，と考えました。

　誰かに会うということをコンセプトにつくったのがこの外来ロビーなのです。だから広場のような雰囲気なのです。

　ここでは，リスペリドンやパリペリドン，アリピプラゾールという抗精神病薬の注射製剤をたくさん使っています。1回注射を打つと，2週間もしくは4週間効果が持続しますので，治療としてステップアップを考えるときに非常によいと思います。

　注射を打つということは，強制的な治療の意味合いがあるから，「打つのが嫌だ」という医師も多くいます。確かにそうかもしれない。私も精神科病院勤務のときには，保護室で患者さんを押さえつけ，注射を

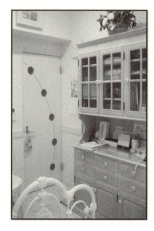 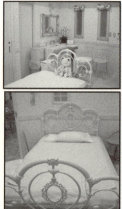

　打ったことがあります。でも，そういった自分の行為を振りかえりながら，いろいろなことを考えました。
　クリニックというのは通院治療しかありません。通院というのは，来なかったら終わりなのです。そうすると，続けて来てもらうための工夫が必要です。注射という治療を自分で選んだと考えてもらう仕組みが必要となります。それでできたのが，上の写真のようなアメニティに重きを置いた処置室です。
　このように進めてきましたが，医療機関という場所での医療には限界があります。それで，次にできたのが訪問看護ステーション「すぴか」です。なかなか今の医療では，診療報酬の薄さもあり往診ということができにくい。その中で，やはり自宅，地域での生活を支える視点から訪問看護ステーションの機動力を上げなくてはいけないということになりました。

　ブロイラーの「100年前の宿題」，明るいところで鍵を探す酔っ払いの話がありましたが，私たちはどのように宿題を解けばよいのでしょう

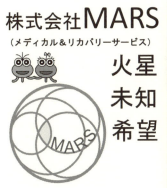
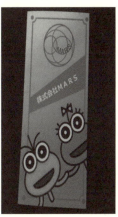

か。

　「精神科のリハビリテーションを行っているというけれど，みんなが集まってごはんを食べて，歌を歌っているだけのどこがリハビリテーションですか」ということへの回答として，プログラムを一から練り直しました。

　早期介入，早期発見が必要だと言われているけれど，どこのクリニックも予約待ちの状態だということ。3日や4日なら我慢できますが，場合によっては2カ月待ち。それで，早く診られるというところでつくったのが first gate 機能を持った，ひだクリニックセントラルパークです。

　多くの医療機関は患者さんを病院に連れてきてくださいと言う。連れて来ることができるのなら，こんなところに相談に来ませんと，家族から言われたことがありました。家族としては当たり前の言い分かもしれません。訪問看護というセカンドベストの方法で「すぴか」をつくりました。

　これが，「気づくことは築く」ことの私たちなりの回答です。

　それでも，医療だけでは限界があるのだとわかりました。そして，次につくったのが，株式会社 MARS です。

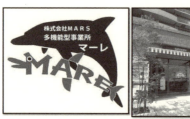
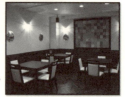

株)MARSは、当事者みんなの夢を乗せて更なる発展をいたしました。
医療の届かないところへのサービスの提供・・・
当事者だからできるサポート。
リカバリーしたい仲間たちを応援する会社として、歩みだしたところです。

　医療法人は「儲ける」ほうがいいのか，「稼ぐ」ほうがいいのか。儲けるではなく，稼ぐという話をしました。儲けるはその収益，金銭を懐にいれるイメージ，私利私欲のイメージでしょうか。稼ぐは，その稼いだ収益をもとに次の事業の展開の原資にする。気づいたものを築くために使う。一方，MARS は株式会社です。MARS は，医療の届かないところへのサービスの提供や，ピアだからこそできるサポート，そしてリカバリーしたい仲間たちを応援するシステム。そんな会社として歩み出しました。

　MARS がつくったのが，多機能型事業所 MARE（マーレ）です。

　多機能というのは何かというと，自立支援や生活訓練，就労移行支援などを行います。ピアスタッフの訪問ということでは，医療機関からピアスタッフを派遣しても，それは診療報酬上ではお金にはなりません。でも，福祉事業所に登録しているスタッフがいけばカウントされます。同じことをしていても，一方では報酬がついて，一方では報酬がつかない。その仕組みは矛盾をはらんでいますが。

　MARE には，いろいろなピアスタッフがいます。

　それから，MARE ではさまざまな勉強会もします。食事プログラム

第11講　多機能垂直統合型精神科診療所でのリハビリテーション　285

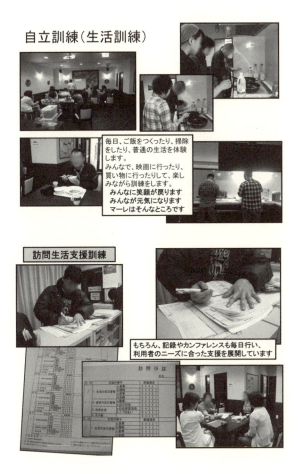

は，第7講で述べたように食事を作るイベントではなくて，マンツーマンもしくは1対3くらいで支援のピアスタッフがついて食事を作っています。

　毎日，食事を作ったり，掃除をしたり，普通の生活を体験します。

　みんなで，映画に行ったり，買い物に行ったりして，そうですね，「お風呂隊」もありましたね。楽しみながらトレーニングをします。

　第2講で紹介したピアスタッフの彼は，医師がどんなにしても梃子で

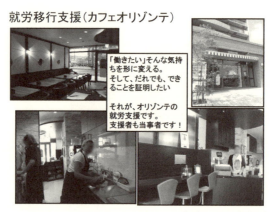

(写真は 2015 年当時)

も動かない患者さんを，彼はそばにいるだけで，大体 4 カ月から 5 カ月で連れてきます。彼の引きこもりは 8 年くらいですから，引きこもりのプロです。そうはいっても，支援は素人ですから，支援の方法が間違わないようにということで，皆が支援の内容がわかるように記録をつけてもらっています。ピアスタッフが集まって会議をします。会議をすることで，自分たちの支援の方法が変わらないようにしているのです。記録やカンファレンスは毎日行います。このようにして，利用者のニーズに合った支援を展開しています。

海（MARE）から出て行くところはどこでしょう？　次の一歩は，水平線です。就労移行支援ということで，カフェオリゾンテをつくりました。オリゾンテは水平線の意味です。就労移行支援なので，原則 2 年間しか，利用できません。

カフェの店員をしていますが，この人たちはカフェ店員になるために仕事トレーニングをしているわけではありません。カフェの仕事をすることで，他の人への接客であるとか，あいさつ，気づかいを学んでいるのです。決してメイド喫茶にしようと思っているわけではありません。

海（MARE）から水平線（オリゾンテ）に出ました。海から外に出

第 11 講　多機能垂直統合型精神科診療所でのリハビリテーション　287

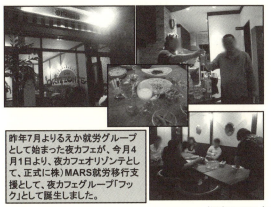

て行けました．でも，その後，もしかしたらもう一回，地面に戻らないといけないかもしれない．大地に足をもう一回つけることが必要になるかもしれません．そのために作ったのが，就労支援B型事業所TERRAです．TERRA（テララ），大地です．これは就労移行支援のような年限がありません．ですから，自分の足で，自分が納得できるまで足を大地につけることができます．

　合同会社も設立しました．合同会社WARP（Work And Recovery

Produce）です。働いて自分のリカバリーを作っていくということで名づけました。

　焼麦大郎（むぎたろう）というお好み屋さんに材料の提供をしています。

　お好み焼き屋さんへの下ごしらえを仕事とするときに，こんなことを考えました。私たちの考えでは，今，キャベツの値段が高いとしたら，そのときに，私たちならキャベツの量を減らしませんか？　でも，ここで働いている人たちには，そういうことがなかなかわからない。これを私たちの観点では，経済の原価計算ができないという言い方をするかもしれません。キャベツの分量はキャベツが高くても，安くても 150g を基本にします。でも，見方を変えます。キャベツの値段が高くても安くてもいつも 150g ということは，同じ味が出せるということに読み替えることができます。

　経済性を優先して考えるのか，やれていることを優先してそれを経済性に反映させるのかの違いですが，いつも同じ味が出せるというのは，飲食店では生命線なのです。発想の転換です。このようにしながら，精神障がい者の就労のバックアップを行っています。

　これは焼麦大郎のお好み焼きの写真です。これも素晴らしいと思った

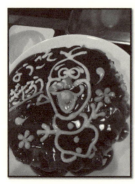 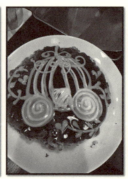 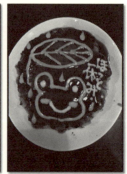

株式会社MARS 現在の事業内容

1. 「医療関係支援事業」
   - ひだクリニック訪問看護・往診の同行
   - ひだクリニック同行受診支援
   - ひだクリニックデイケアピアサポーター業務
   - 持効性注射剤クラブの運営
   - ひだクリニック内事務勤務
   - ひだクリニックの広報担当請け負い
   - ひだクリニック内の清掃業務

2. 「食品・カフェ経営事業」
   - 森のパン屋さんCielo（流山市森の図書館 ヤマザキと提携）
   - カフェオリゾンテ（セントラルパーク駅前）

3. 「出版及び企画開発事業」
   - 心理教育教材（るえか式心理教育DVD、テキスト、紙芝居）
   - 出版物販売（SST、当事者研究、雑誌等）

4. 「人材開発・研修支援事業」
   - ひだクリニック研修等請負い（SST初級研修・標準版家族心理教育）
   - ピアスペシャリスト養成、ピアサポート活動

5. 「不動産業務事業」
   - 一人暮らし支援・・不動産会社との連携・アパート転貸
   - ビル管理運営（自社物件3棟）
   - 南流山のひだクリニックのビルはMARSがオーナーです

「精神保健福祉事業」2012年より

6. 多機能型事業所 マーレ
   （2012年6月）
   生活訓練・訪問生活支援
   就労継続支援B型訓練
   ＊韓国ダイニングカフェ オリゾンテ

7. 就労継続支援B型事業所 テララ
   （2013年9月）
   ＊新松戸ステーションホテル
   　　イタリアン リストランテTERRA
   ＊合）WARP
   　　お好み焼き屋 焼麦大郎

8. グループホーム my夢（まいむ）
   サテライト型（2013年4月）
   新松戸2棟、南流山2棟（計16戸）
   世話人5名（内ピアサポーター3名）

9. 就労移行支援事業所CO.OPUS
   （2016年9月）

10. 生活介護支援事業所 そにあ
    （2017年5月）

のは，お好み焼きのマヨネーズって，「白くなくてはならない」わけではないということです。食紅で安全ならいいので，食紅マヨネーズで絵を描くことにしました。「おこアート」といいます。そうしたら，大人気。おかげで，WARPは非常に利益率が良い会社となっています。

　株式会社MARSは，現在社員数30名。統合失調症18名（正社員13名，アルバイト5名），感情障がい2名，発達障がい1名，健常者9名（アルバイト3名）です。社員数は若干変動しますが，健常者よりも統合失調症の社員が多いということです。

　MARSがやっている事業は，MARE，TERRAの運営。デイケアのピアサポーターの派遣業務。それから，不動産転貸を行っています。不動産屋と連携しながら，MARSが転貸をして，患者さんに部屋を貸しています。またグループホーム運営も行っています。

　ひだクリニックのビルは，実はMARSがオーナーなのです。

私たちは誰に家賃を払っても同じなので，MARSにこの不動産を所有してもらえれば，私たちはそこに家賃を払います。そうすることで，MARSがひだクリニックのあるビルのオーナーになっています。
　こうした仕組みを作ることで，ピアの雇用が生まれます。私たちがどこにお金を払うべきか。発展するところにお金を払うべきです。「儲ける」ではなくて，「稼ぐ」ために。MARSは，2015年で年商2億1000万円の会社になっています。
　2014年2月5日には，新松戸ステーションホテルに，Ristorante TERRAをオープンしました。就労継続支援B型事業所です。
　ここで質問です。この新松戸ステーションホテルの前にはラブホテルが2軒あります。ラブホテルと一般のビジネスホテルの違いはわかりますか？
　一般のビジネスホテルは，ホテルの中にレストランや食事をするところがあることが設置条件になります。これは委託業務でも構わないのです。だから，どのホテルでもレストランがあります。ないときには，近くの飲食店の朝食券を渡すようになっています。
　場所柄，このホテルではあまり食事をするような感じではない。そうすると，採算が取れなくても，ホテルはレストランを手放すことができません。私たちはそこでいろいろ考えました。私たちはここで儲ける気はありません。儲かるほうがいいのだけれど，無理してそこまで儲けなくてもいい。これをB型事業所にして，支援費という形で経営を考える。そして，レストランの売上を入れることができれば，二つの採算ベースから考えられ，ホテルも助かるかもしれない。私たちも助かる。
　医療法人が，地域で生き残るためには，医療法人の一人勝ちでは絶対ダメなのです。Win-Winの関係にしなくてはいけません。地域でやっていくということは，そういうこと「も」，考えるということです。
　2014年に，サテライト型グループホーム「MY夢（マイム）」というのもつくりました。

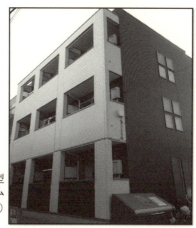

サテライト型
グループホーム
My夢（マイム）

（写真は2015年当時）

　MYというのは，所有格のmyではなくて，人の名前です。ひだクリニックのデイケアに，まえだゆみえ（仮名）という患者さんが通っておられました。
　彼女は40代半ばくらいで，血栓ができやすくなる病気になってしまいました。そこで肺塞栓症を発症してしまいました。在宅酸素療法をやらなくてはいけなくなりました。彼女の夢は一人暮らしだったのです。
　在宅酸素療法をしていると管理が大変ということで，どこのデイケアも受け入れてくれません。酸素をつけているからいいと思っても，どこも受け入れてはくれませんでした。そこで，私たちのところでお受けしました。
　そして彼女はクリニック近くの南流山で一人暮らしをはじめました。ところが，塞栓が今度は心臓の冠動脈に飛んでしまい，急性心筋梗塞で残念ながら亡くなってしまいました。彼女が最期を迎えたのは病院でしたが，救急搬送される前は，ずっと一人暮らしをしていました。
　そこで彼女の母親が，こんなことを言ってくれました。「この子は一人暮らしをずっとしたかった。それが病気でかなわなかったのは残念だ

けど，しかたがない。生命保険をかけていました。でも，そういったお金は私は欲しくありません。この子は難病だったので，半分はそういうことを研究している機関に寄付をしたい。残りの半分は，ひだクリニックでもらってください」。

そう言われて寄付をされました。何百万円という単位です。私たちはそれをもらうわけにはいかなかったので，それを基金にして，一人暮らしをしている方の敷金や礼金が払えない人に貸したりしていました。そして，グループホームを買うときの頭金にしたのです。

ですから，MYというのは，「自分の」という意味ではなくて，「まえだゆみえ（仮名）」の頭文字なのです。それで作ったのがグループホーム「MY夢（マイム）」です。「夢」の文字は彼女に敬意を表してつけました。地域で暮らすということで，私たちスタッフは熱いロマンがあってやっています。このグループホームもそういう思いでつくったので，絶対大事にしないといけないと思っています。亡くなった人を裏切ることはできません。

7．10年後，15年後への宿題

2013年に，伊藤順一郎が，地域に展開する精神科医療の拠点ということで，重装備の地域精神科クリニック構想試案を出しました（表11-1）。

人口20万人に1カ所程度こういうクリニックがあると，病床数を大きく減らせるのではないか，ということです。

千葉県流山市は現在人口18万3000人です。こういう重装備のクリニックがあると精神科病院の今の病床数は，必要ないと言っています。

表11-2は私が考えている「High function CPC」です。

これが今考えている宙麦会のあるべき姿です。

2015年に，錦糸町クボタクリニックの窪田彰が，多機能垂直統合型精神科診療所を持つための条件を発表されました（表11-3）。

表 11-1　地域に展開する精神科医療の拠点
　　　　　重装備の地域精神科クリニック　構想試案

- 人口20万人に1か所程度を目標
- 精神科医　常勤換算2名以上　看護師4名以上，精神保健福祉士4名　作業療法士2名　心理療法士2名　など　他職種チーム　精神科医以外，すべての職種がケースマネージャー
- 24時間365日オンコール　夜間当直体制
- 医療と福祉の結合したサービスモデル
　外来（一人に15分程度かけられる外来）
　相談支援（ケアマネジメント・ケースマネージャー担当）
　福祉型アウトリーチチーム
　ACT型多職種アウトリーチチーム
　就労支援（supported employment）
　ショートステイ機能（5床程度）

(伊藤順一郎, 2013)

表 11-2　High function CPC

1. 医師体制／コメディカル体制
2. 24/365 on-call
3. デイナイトケアを持っている
4. 「治療」と「生活支援」が同じ平面で行われる
5. デイナイトケア内に「訪問」できるチームがある
6. 専従の就労支援スタッフがいる
7. ピアスタッフが機能している
8. 心理教育，SSTなどの共通言語的な技法がある
9. レスパイトや住宅支援がある
10. クリニック内に家族会がある
11. 訪問看護ステーションとの連携が取れる
12. 地域との交流が「豊か」である

　必要条件と，2項目以上をクリアする推奨項目があります。
　精神科ナイトケアの実施，医療観察法の通院医療機関の指定を受けていること。医療観察法で培ったノウハウはNASAやF1技術の転用のように一般の診療，一般のデイケアにも十分通用します。ですから，積

表 11-3　多機能型精神科診療所の条件

多機能型精神科診療所の条件　1
必須条件
1　精神科外来診療の実施
2　精神科デイケア等の通所サービスの実施
3　訪問看護および訪問診察もしくは往診の実施
4　24 時間電話対応（今後の予定を含む）
5　コメディカルによる相談支援活動
6　職員ミーティングが週1回以上定期的に行われている

多機能型精神科診療所の条件　2
推奨項目（以下の2項目以上）
1　複数医師（非常勤含む）の勤務
2　在宅療養支援診療所の実施
3　軽い緊急避難に用いる入院施設，もしくは GH がある
4　自立支援事業所との密接な関係
5　訪問看護ステーションとの密接な連携
6　相談支援事業所との密接な連携
7　精神科ナイトケアの実施
8　医療観察法の指定通院医療機関の指定を受けている
9　就労支援活動の実施
10　包括的個別担当者（ケースマネージャー）がいる

（窪田 彰，2015）

極的に導入を考えたいのですが，今の時点ではマンパワーがまだ足りません。

後藤雅博がこのようなことを述べています。

　地域で生活をサポートする上で，取り巻くコンテクストが，〈リカバリー〉に言及しても大丈夫なほど，ノーマライゼーションと権利擁護と脱施設化が行われているかどうかを検証する作業も同時に要求されるのではないかと思う。

一つの医療機関，一つのクリニックが，リカバリー，リカバリーと大

騒ぎをしても，それをちゃんと受け入れる素地が地域にあるかどうかも一緒に考えないといけない。バランスを考えながら，しかし，やるべきことはやるということが要求されているということです。

宮澤賢治を引用します。『ほんとうの考え・うその考え』の中の一節です。

　けれどももしおまえがほんたうに勉強して実験でちゃんとほんたうの考とうその考とを分けてしまへばその実験の方法さへきまればもう信仰も化学も同じやうになる。
　けれども，ね，ちょっとこの本をごらん，いいかい，これは地理と歴史の辞典だよ。この本のこの頁はね，紀元前二千二百年の地理と歴史が書いてある。
　<u>よくごらん，紀元前二千二百のことではないよ，紀元前二千二百のころにみんなが考へてゐた地理と歴史といふものが書いてある。</u>

（下線は筆者による）

昔の人が何を考えていたか。その時代の人が何を考えていたかが，こういうふうに書かれています。

ブロイラーの「100年前の宿題」を，私たちは考えています。この時代にあたって，私たちが考えていること，私たちがこれからやっていくことについて，未来の人が見た場合に，どんなことができているのだろうか。そんなことが問われているのかなと思います。

第 11 講 summary

　最終第 11 講では，少し大きく見て，多機能垂直統合型精神科診療所のことについても述べています。
　この営為からのノウハウは，ブロイラーの「100 年前の宿題」に対して，なんらかの答えになるのではないでしょうか。

　全 11 講が，明日からの仕事へのアイデアになりますように。
　お疲れさまでした。

あとがき

　思えばこの本は難産の末にうまれた。難産の理由はひとえに筆者の怠慢によるものである。この本の骨子はある年の夏，全11時間をかけて，院内のスタッフにむけて語りおろしたものである。顔なじみの気楽さもあってか，その場の勢いにまかせ，逸脱したところも多くあった。冗長なところの整理，また事実関係を再度検証するという作業も行わなければならなかった。また，タイトルに忠実であれば「手放す」わけであるから，当然企画のはじめから上梓するまでの時間の中で変わっていったところも多い。そのため，書き直しも考えたが，その時期の事実でもあり，これは基本的に残させていただいた。若干のタイムラグはご容赦いただきたい。

　医療法人社団宙麦会は，木村尚美さん，宮崎りつ子さん，そして筆者の三人で始まった。この二人には実は感謝しても感謝しきれない。14年前，地域での精神科医療をはじめたときに，各々の目指すところは違っても，その「夢物語」を深夜まで話しこんだ時間は財産でもある。この場を借りてお礼をいいたい。また，紙面に彩りを添えるイラスト等はこれも袖山ゆかりさん，平林茂さんに多くをお願いした。Eye-catchな紙面が読者の興味をより深めてくれているとすればこの二人のおかげだと確信している。

　この本の内容についてであるが，筆者の臨床のコアは内海健先生から教わった。筆者は勝手にそのように思っている。研修医1年目のビギナーに「精神分裂病」の奥深さを手ほどきしてくださり，学問の面白さ

と厳しさを教えてくださった．その時期のことを22年以上たっても鮮明に思い出す．

　もう一人は若い友人，岡田夏澄さんである．彼女の横溢な生命力に触れることで，さまざまなことを触発された．それは今まであまりない経験であり，生きること，生活をすることをもう一度考える契機をくれた．このお二人はこの本の隠れた著者である，と思っている．

　このような難産を辛抱強く見守ってくださった星和書店の近藤達哉さんにもお礼をいいたい．

　そしてこの本を手にされたみなさん．支援に決定版はなく，完全な支援者もいない．それでもこの職を選んだ私たちは迷いながらでも前に進むしかない．そういったとき，ふっとこのような本の存在が頭の片隅にでも浮かんでくだされば幸いである．

2018年9月

肥田　裕久

著者紹介

肥田裕久（ひだ　ひろひさ）

　1996年 帝京大学医学部卒業。同年 帝京大学医学部附属病院入局。その後，柏水会初石病院，我孫子市精神科嘱託，東京大学保健センター勤務を経て，2005年 千葉県流山市にひだクリニックを開院。2010年 ひだクリニックセントラルパーク開院。以降，訪問看護ステーション「すぴか」（2011年）・多機能型事業所「マーレ」（2012年）・就労継続支援B型事業所「テララ」（2013年）・サテライト型グループホーム18室（2014年）・流山市指定相談事業所「ファーレ」（2015年）・就労移行支援事業所「CO OPUS（コパス）」（2016年）・生活介護事業所「そにあ」（2017年）を開設。
　現在，医療法人社団宙麦会理事長，ひだクリニック院長。日本デイケア学会理事，千葉県精神科診療所協会理事，流山市医師会副会長，千葉県精神保健福祉協議会理事。
　著書に『マンガでわかるはじめての統合失調症』（監修，エクスナレッジ，2010），『きょうのお母さんはマル，お母さんはバツ―双極性障害の親をもつ子どもにおくる応援メッセージ―』（監修，星和書店，2017）がある。

精神科リハビリテーション：スキルアップのための11講

2018年10月17日　初版第1刷発行

著　　者　肥　田　裕　久
発 行 者　石　澤　雄　司
発 行 所　㈱星　和　書　店
　　　　　〒168-0074　東京都杉並区上高井戸1-2-5
　　　　　電話　03（3329）0031（営業部）／03（3329）0033（編集部）
　　　　　FAX　03（5374）7186（営業部）／03（5374）7185（編集部）
　　　　　http://www.seiwa-pb.co.jp
印刷・製本　中央精版印刷株式会社

© 2018 肥田裕久／星和書店　　Printed in Japan　　ISBN978-4-7911-0992-0

・本書に掲載する著作物の複製権・翻訳権・上映権・譲渡権・公衆送信権（送信可能化権を含む）は㈱星和書店が保有します。

・ JCOPY 〈（社）出版者著作権管理機構　委託出版物〉
本書の無断複製は著作権法上での例外を除き禁じられています。複製される場合は，そのつど事前に（社）出版者著作権管理機構（電話 03-3513-6969，FAX 03-3513-6979, e-mail: info@jcopy.or.jp）の許諾を得てください。

〈特集〉元気になるデイケア I, II
―魅力的なプログラムをどう作るか―

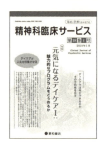

季刊 **精神科臨床サービス**
18巻1号, 2号

B5判　定価：本体2,200円＋税

デイケア活性化のためのアイデア――。本特集では、地域ケアが充実してきている今の時代に合わせたデイケアの役割・メリットを紹介。デイケアの基本的な知識を学べる総論に始まり、統合失調症や気分障害、発達障害など、疾患ごとのプログラムを紹介。また、デイケアからの就労支援の実際として、就労を考えたデイケア運営や就労支援機関との連携なども詳しく解説。当事者や医師・スタッフだけでなく、地域の福祉事業所や就労支援事業所にも参考になる特集。

〈特集〉「ピア」が拓く新しい支援

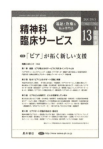

季刊 **精神科臨床サービス**
13巻1号

B5判　定価：本体2,200円＋税

ピア（精神的困難を経験した人）によるサポート活動は、リカバリーやエンパワーメントの観点から、世界的にもその有効性が認められている。我が国でも、ピアカウンセリング、退院促進事業のピアサポーター、専門職としての当事者サービス提供者まで、多様な形で広がりつつある。本特集では、世界と日本の動向を検証し、ピアスタッフ本人、支援を受けた側、雇用サイドの率直な声に学びつつ、専門職と当事者のパートナーシップや精神保健福祉サービスそのものに新たな地平を拓く「ピアによるサポート活動」の可能性を探る。本邦初のチャレンジングな特集！

発行：星和書店　http://www.seiwa-pb.co.jp

〈特集〉家族のリカバリーを どう支援するか

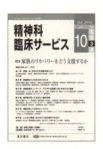

季刊 **精神科臨床サービス**
10巻3号

B5判　定価：本体 2,200円＋税

「援助者としての家族」支援から、「生活者としての家族」支援、そして家族自身のリカバリー支援へ――。本特集では、家族の側から、精神障害をもつ人と暮らす家族の実態と、真に求められている支援への期待が語られ、家族会を中心とした支えあいの活動が報告される。専門職の側からは、それぞれの現場における家族支援の実践と、関係作りから心理教育にいたるまでの基本技術が提供される。家族・当事者・専門職が一堂に会し、今求められる家族支援を多面的に検討する。

〈特集〉「リカバリー」 再考：生きがいを支援する

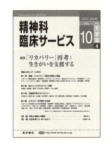

季刊 **精神科臨床サービス**
10巻4号

B5判　定価：本体 2,200円＋税

精神障害の領域で重要なキーワードとなっている「リカバリー」。本特集ではリカバリー概念を歴史的に整理・検証するとともに，当事者・支援者が「それぞれのリカバリー論」を展開，さらに SST，心理教育，ストレングスモデル，WRAP，当事者研究など，リカバリーを促進しうる支援技術が紹介されている。「リカバリー」の本質を理解し，実践に活かすうえで，欠かせない1冊。

発行：星和書店　http://www.seiwa-pb.co.jp

みんなで進める
精神障害リハビリテーション
日本の5つのベストプラクティス

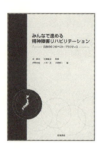

東雄司，江畑敬介 監修
伊勢田堯，小川一夫，百溪陽三 編

B5判　196p　定価：本体2,800円＋税

世界心理社会的リハビリテーション学会によって、日本の5つの活動がベスト・プラクティスに選ばれた。5施設の活動および様々な論者の報告から、今後の精神障害リハビリテーションのあるべき姿が見えてくる。

脱入院化時代の
地域リハビリテーション

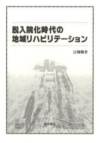

江畑敬介 著

A5判　128p　定価：本体2,500円＋税

社会的入院の解消へ向かう変革期の今、地域リハビリテーションをさまざまな側面から整理・検討し、今後の課題を明らかにした本書は、これからの脱入院化時代への指針となるものである。

発行：星和書店　http://www.seiwa-pb.co.jp